Arnold Mindell

Schlüssel zum Erwachen

Zum Buch

Die Niederschrift dieses Buches war für den Autor ein unausweichliches Anliegen, sobald er bei seiner Arbeit mit schwerkranken und sterbenden Menschen die ihn erschütternde Erfahrung gemacht hatte, daß Menschen im Koma nicht einfach bewußtlos dahinvegetieren oder, wie es landläufig heißt, «nicht mehr ansprechbar» oder «im Grunde schon tot» sind. Er erlebte, wie Menschen, die schon monatelang im Koma lagen, auf Ansprache und Körperberührung reagierten und wieder erwachten, Bedürfnisse äußerten oder geistige und spirituelle Aufgaben, die den Kern ihres Wesens betrafen, zu lösen suchten. «Der Mensch im Koma arbeitet an sich; er will und kann sich mitteilen; er will sich noch entwickeln. Aber er braucht unsere Hilfe dabei.»

Die Konflikte, um die es ging, konnten ganz einfacher Art sein: etwa die Erfüllung eines Reisewunsches oder – schwieriger – das Zulassen von Gefühlen, die zeitlebens unterdrückt waren, oder aber wie bei Peter, einem jungen, an Leukämie erkrankten Mann, der Kampf mit den die Freiheit einschränkenden Krankheitssymptomen, das Lösen der Probleme, die in der Beziehung zu seiner Frau entstanden waren, oder das bevorstehende Sterben. Mindell erkannte: im Koma sein heißt ungelöste Probleme haben.

Diese Erlebnisse veranlaßten den Autor dazu, Verfahren zu suchen und zu entwickeln, die dem Kranken helfen sollten zu erwachen. Dem Pflegepersonal in den Kliniken, den Ärzten und vor allem den Angehörigen der Kranken soll gezeigt werden, wie man den Menschen in der Nah-Todesphase dabei helfen kann, die für ihn wichtigen existentiellen Erfahrungen doch noch zu machen. Diese Wege werden nicht einfach aufgelistet, sondern an ausführlichen wörtlichen Beispielen anschaulich dargestellt. Es sind angesichts des zu erwartenden Todes Wege, die auch dem Helfer selbst zu bisher unvorstellbaren Erfahrungen mit dem Wesen des Menschen und mit sich selbst führen können. Theoretische Diskussion und praktische Übungen unterstützen dabei das Verhältnis des Lesers.

Zum Autor

Arnold Mindell, 1940 in New York geboren, Magister der Physik, Dr. der Psychologie, seit 1963 in der Schweiz wohnhaft, Ausbildung und Diplom als Analytischer Psychologe am C. G. Jung-Institut in Zürich; Gründer und Leiter der Forschungsgesellschaft für Prozeßorientierte Psychologie, in dieser Eigenschaft zahlreiche Vortragsreisen u. a. in Südafrika, Kenia, Bombay, Tokio, Israel, USA; Dozent in Esalen; ab 1990 Direktor der Psychosomatischen Klinik in Portland, Oregon; Praxis als Analytiker in Zürich und Yachats, Or. Zahlreiche Veröffentlichungen zum Thema «Arbeit mit Sterbenden» und zur Traum- und Körperarbeit.

Arnold Mindell

Schlüssel zum Erwachen

Sterbeerlebnisse und Beistand im Koma

Patmos

Die Originalausgabe: COMA: KEY TO AWAKENING.

Ins Deutsche übertragen von Elke Müller.

Bibliographische Information der Deutschen Bibliothek
Die Deutsche Bibliothek verzeichnet diese Publikation
in der Deutschen Nationalbibliographie;
detaillierte bibliographische Daten sind im Internet
über http://dnb.dde.de abrufbar.

Umschlaggestaltung: Hermann Schelbert
Druck und Bindung: Grafo S. A., Spanien
ISBN 3-491-69803-0
www.patmos.de

Inhalt

Vorwort

Warum habe ich das dringende Bedürfnis, dieses Buch zu schreiben? Ist es, weil ich mich für eine neue Ethik, eine Erweiterung der gegenwärtigen medizinischen Definition des Hirntodes einsetze? Oder muß ich diese Nah-Todeserfahrungen erforschen, um mein eigenes zeitloses Selbst entdekken zu können?

Von Anfang an war mir die Niederschrift dieses Buches ein wichtiges Anliegen. Selbst jetzt bei der Veröffentlichung, Monate nach dem ersten Entwurf, empfinde ich noch immer diese Notwendigkeit, die mich ursprünglich zum Schreiben inspirierte. Nachdem ich Peters unerwartetes Erwachen aus tiefem Koma erlebt hatte, das im ersten Teil des Buches beschrieben wird, mußte ich tagelang ununterbrochen schreiben. Einige Monate später starben meine Eltern kurz nacheinander, meine Mutter, nachdem sie zuletzt noch aus dem Koma erwacht war, und mein Vater, unmittelbar nachdem er mir mitgeteilt hatte, daß er mit ihr zusammen sein wolle.

Ich bin Peters Ehefrau Sandy außerordentlich dankbar dafür, daß sie mich gebeten hat, ihm bei seinen letzten Lebenserfahrungen zu helfen, und auch für die Möglichkeit, sein Traumbuch lesen zu dürfen, aus dem ich Teile zitieren werde. Peter und Sandy haben mich inspiriert, dieses Buch zu schreiben.

Meine Frau, Amy Mindell, war an jeder Entwicklungsphase dieses Manuskriptes beteiligt, von der Nacht an, in der Peter aus dem Koma erwachte, bis zur endgültigen Herausgabe des Buches. Dank auch an Pearl und Carl Mindell,

Ursi Jean, Barbara Croci, Dawn Menken und Nancy Zenoff für wertvolle Vorschläge und kritische Durchsicht. Wieder war Julie Diamonds Textbearbeitung außerordentlich hilfreich.
Verschiedene Autoren haben mich in die Wissenschaft des Sterbens eingeführt. An erster Stelle möchte ich Elisabeth Kübler-Ross dafür danken, daß sie die Erforschung des Sterbens zu einem allgemein anerkannten Thema gemacht hat. Ohne ihre Arbeit und ihre warmherzige Unterstützung hätte ich noch länger gezögert, dieses Buch zu schreiben. Dank auch an Marie-Louise von Franz für ihre Darstellung transkultureller Entsprechungen der Vorstellungen vom Leben nach dem Tod (1984), die meine Traumkörpertheorien verständlicher macht. Sandol Stoddard (1978) wies auf die Unbezogenheit der medizinischen Behandlungsweise hin und zeigte humane Wege des Umgangs mit Sterbenden. Glenn Mullin, Frederick Holck und andere haben auf ganz hervorragende Weise die Erkenntnisse östlicher Traditionen über den Tod dargelegt (Holck 1974; Mullin 1986).
Raymond Moody (1976) erforschte die in der Nähe des klinischen Todes auftretenden «außerkörperlichen Erfahrungen» und gab mir damit die Grundlage zum Konzept des «mythischen Körpers». Stephen Levines (1984) buddhistische Meditationserfahrungen mit Sterbenden sind ein erster Schritt in der Traumkörperarbeit mit komatösen Menschen. Stan Grof und Joan Halifax (1978) amplifizierten die Nah-Todeserfahrungen, indem sie Beziehungen zwischen LSD- und Sterbeerlebnissen aufzeigten. Dank ihnen allen, daß sie den Weg in ein sehr geheimnisvolles Land gebahnt haben.
Manche Begriffe in diesem Buch mögen dem Leser neu oder ungewöhnlich erscheinen. Ich habe sie deshalb, sofern sie nicht direkt im Text oder in den Anmerkungen erklärt sind, in den «Erläuterungen» zusammengefaßt, auf die ich den Leser verweisen möchte.

DER SCHLÜSSEL
ZUM LEBEN

Ein großes Schiff

Dieses Buch beschreibt die Traum- und Körperarbeit mit Sterbenden und zeigt Methoden, wie man die unbegreifliche Erscheinung und die unbekannte Absicht komatöser Zustände zur Entfaltung bringen kann. Dabei bringe ich wörtliche Fallberichte, theoretische Diskussionen und praktische Übungen.

Eines meiner Ziele ist es, den Leser mit der ausgedehnten Vielfalt ungewöhnlicher Ereignisse, die den meisten von uns in der Nähe des Todes begegnen, vertraut zu machen. Das Wissen um solche Geschehnisse kann unser Verständnis vom Ende des Lebens vertiefen, und unser Leben wird bereichert, wenn wir diese veränderten Bewußtseinszustände in unseren Alltag mit einbeziehen. Jeder, der sich für den Tod, das Sterben und veränderte Bewußtseinszustände interessiert, wird hier Hinweise finden, wie er den Schmerz, die Verwirrung und das Geheimnis um den Tod in eine bedeutende Erfahrung umwandeln kann.

Diese Arbeit stellt den Glauben in Frage, daß Koma ein unbewußter, unzugänglicher Zustand sei und daß Menschen in einem vegetativen Dauerzustand tot seien – oder als tot betrachtet werden sollten. Ich hoffe, zeigen zu können, daß diese Meinung nicht gerechtfertigt ist, da sie auf unserer eingeschränkten Fähigkeit beruht, mit Menschen in solchen Zuständen in Verbindung zu treten. Ich beschreibe meine Arbeit unter Nah-Todesbedingungen mit den Methoden der prozeßorientierten Psychologie und stelle die erleuchtenden Erfahrungen dar, zu denen sie oft führt. Diese Arbeit läßt uns die letzten Lebensstadien interessiert, zuversichtlich und sogar gespannt betrachten. Prozeßorientierte Psychologie ist ein weitgespannter, phänomenologischer Zugang zum Menschen, der sich auf verbale und nonverbale Signale und auf die verschiedenen Bewußtseinszustände bezieht (vgl. zu «Prozeß» auch Kapitel «Erläuterungen»). Es scheint heute möglich und wichtig zu sein, mit Menschen in diesen komatösen Zuständen – das heißt, mit ihren häufig sehr subtilen Mitteilungen – zu arbeiten, weil sie sehr viel wertvolles Wissen über das Leben sowohl für den Sterbenden als auch für seine Familie enthalten[1]. Wenn wir diese Erfahrungen nicht amplifizieren und sie sich entfalten lassen, werden sie uns in den letzten und turbulenten Lebensstadien nur verwirren und durcheinanderbringen.

Alle komatösen Patienten, mit denen ich bisher gearbeitet habe, haben auf die prozeßorientierte Kommunikation, wie sie im Kapitel «Arbeit mit Menschen im Koma» beschrieben wird, positiv reagiert. Wir müssen eine Form der Kommunikation entwickeln, die die geringsten Signale, die minimalsten Hinweise aus der Tiefe unseres Wesens würdigen und verstehen kann. Wenn wir cinmal mit Menschen in stark veränderten Bewußtseinszuständen gearbeitet haben, erscheint uns das Leben nach dem Tod als eine zeitlose, ewige Wirklichkeit, die sich in der Gegenwart zu manifestieren versucht.

Zu lernen, wie man dem komatösen Patienten Zugang zu seiner eigenen Tiefe und zu seinen kommunikativen Fähigkeiten geben kann, sollte, wie ich hoffe, ein Beitrag zu einer neuen «Ethik des Sterbens» sein[2]. Ethik des Sterbens bedeutet, daß dem Individuum die Möglichkeit gegeben wird, eine klare und bewußte Entscheidung bezüglich Leben oder Tod zu treffen, wodurch juristische Überlegungen zu diesem Thema gegenstandslos werden.

Prozeßarbeit

Mein spezieller Zugang basiert auf der prozeßorientierten Psychologie[3]. Leser, die an der Anwendung von Traum- und Körperarbeit in Todesnähe interessiert sind, müssen jedoch nicht mit Prozeßarbeit vertraut sein, um dieses Buch verstehen zu können. Wo möglich, werde ich die entsprechenden Gedanken und Methoden von Anfang an darstellen.

Obwohl die Arbeit mit Sterbenden in den letzten 25 Jahren einen großen Teil meiner täglichen Praxis einnahm, habe ich bisher noch nicht über Nah-Todeserfahrungen geschrieben. Um ehrlich zu sein, ich hatte Bedenken, das, was ich mit den Sterbenden erlebt habe, auf die ungewöhnliche Art der Arbeit zurückzuführen. Eine Folge von Ereignissen, die in diesem Buch erwähnt werden, zwang mich jedoch dazu, mich dieser Forschung zu widmen. Ich stelle sie hier vor als eine neue Richtung im Bereich der Psychotherapie und der Erforschung des Todes und nicht als endgültige Aussage zum Wesen komatöser Zustände.

Das hier vorgetragene Fallmaterial macht deutlich, daß Menschen im Koma nicht notwendigerweise leiden. Solche Menschen sind nicht einfach hirnverletzte Dahinvegetierende unter Sauerstoffmangel mit einer Störung des limbischen Systems, die durch Endorphine oder ähnliche Substanzen ausgelöst worden ist; noch sind sie Maschinen, deren Zentralnervensystem durch außergewöhnliche körperliche Belastungen überreizt ist und wahllos Halluzinationen und Visionen produziert. Vielmehr sind es wache Menschen, die durch ein bedeutungsvolles Stadium ihres Individuationsprozesses hindurchgehen.

Tatsächlich ähneln Menschen im Koma mythischen Helden. Geschichtenerzähler aus aller Welt haben uns immer wieder bezaubert mit ihren Märchen von Schamanen, Königen und Helden, die die äußersten Horizonte der Wirklichkeit bereisen und Unterweisung in den unbekannten Berei-

chen des Lebens suchen, um dann mit einer göttlichen Botschaft für uns alle zurückzukehren.
Menschen mit veränderten Bewußtseinszuständen in Todesnähe und im Koma, mit denen ich gearbeitet habe, bringen oft Symbole dieser mythischen Reisen in andere Welten hervor. Viele dieser Patienten wagen sich in die höchsten Höhen und tiefsten Tiefen, um Ekstase, prophetische Einsichten und Selbsterkenntnis zu erleben. Ich forschte in diesem Bereich nicht deshalb, um Beweise zu finden, vielmehr entdeckte ich sie unterwegs. Jeder Leser kann seine eigenen Schlußfolgerungen aus diesem Erfahrungsmaterial ziehen. Es liegt mir nicht daran, mich mit religiösen oder juristischen Standpunkten im Hinblick auf die Sterblichkeit auseinanderzusetzen. Viel wichtiger ist mir, daß ich der menschlichen Natur folgen und mir und anderen helfen kann zu erkennen, wer wir wirklich sind, ungeachtet möglicher Konsequenzen.
Die immerwährenden religiösen Erfahrungen, die dem Leben nach dem Tod zugeschrieben werden, können ganz sicher auch in diesem Leben gemacht werden. Die Sterbenden haben mir geholfen, diese Welt durch die Wahrnehmung der unbegrenzten Möglichkeiten für Sinnfindung und Tiefe zu lieben. Als Physiker war ich mir der theoretischen Relativität unserer Welt durchaus bewußt. Doch heute führt die praktische Anwendung der Prozeßarbeit dazu, daß mir die theoretische Physik wie ein Traum erscheint, der in Erfüllung geht. Raum, Zeit und Ort verblassen gegenüber dem bunten Entfaltungsprozeß des Lebens.
Peter und Sandy sind angenommene Namen der sehr lebendigen Hauptpersonen dieses ersten Buchabschnittes. Peter, ein Mann mittleren Alters, der an Leukämie stirbt, durchlebt bis ins kleinste die Träume, Phantasien, Symptome und Beziehungsprobleme, die die letzten Tage und Minuten seines Lebens erfüllen. Die erschütternde Geschichte seines Erwachens aus einem Koma, die sich in den letzten Stunden

seines Lebens ereignet, weist uns darauf hin, daß wir uns, auch unabhängig von unserem physischen Körper, ständig weiterentwickeln.
Im zweiten Teil des Buches beschreibe ich, was man theoretisch über veränderte Bewußtseinszustände wissen muß, und gebe Laien und Fachleuten praktische Hinweise für die Arbeit unter solchen Bedingungen. Am Ende des Buches versuche ich, mich mit den ewigen Fragen von Leben, Tod und nachtodlichem Leben auseinanderzusetzen.
Sandys Mut, Peters Erfahrungen und Amys Hilfe ließen mich meine anfängliche Zurückhaltung überwinden, die mich bis dahin gehindert hatte, über meine Erfahrungen mit Sterbenden zu schreiben. Bis vor kurzem war ich einfach zu erschüttert, bewegt, verblüfft und sprachlos angesichts dieser Prozesse am Ende des Lebens, als daß ich, aus Furcht vor zweifelnden Reaktionen, zur Niederschrift fähig gewesen wäre. Soviel ich weiß, ist über plötzliches Erwachen aus komatösen Zuständen noch nichts geschrieben worden. Da ich vorher immer alleine mit sterbenden Patienten gearbeitet hatte, war die Anwesenheit von Amy, Sandy und ihrer Freundin Helen der Anstoß, um mit dem Schreiben zu beginnen.

Interesse am Tod

Wie kommt es, daß wir uns heute den Erfahrungen extremer Bewußtseinszustände öffnen? Heute, wo neue psychologische Techniken zu einer bewußteren Wahrnehmung entstehen, sind viele Menschen mit einer Wirklichkeit, die keinen Raum für Visionen und ekstatische Zustände läßt, nicht mehr zufrieden. Vielleicht sind Todeserfahrungen deshalb so wichtig für uns, weil wir in ihnen die konkrete Bestätigung für unsere überpersönlichen Träume zu finden suchen.

Die Menschen sind heute allgemein mehr an einer Eigenverantwortung für ihre Gesundheit interessiert, als daß sie bereit sind, die gesamte Verantwortung für Leben oder Tod den medizinisch Tätigen zu überlassen. Obwohl wir für medizinische Fortschritte, die das Leben verlängern oder bereichern können, dankbar sind, sind wir auch mißtrauisch einer wissenschaftlichen Haltung gegenüber, die den Menschen als biomechanisches Wesen betrachtet und sein geistig-seelisches Verhalten, insbesondere in Todesnähe, auf stoffwechselbedingte oder organische Veränderungen zurückführt. Dennoch betrachten sich viele Menschen immer noch als Maschinen und glauben, daß sie bei einem endgültigen Schaden der Maschine aufhören werden zu existieren.
Könnte das allgemeine Interesse am Sterben bedeuten, daß die Menschheit sich an einem Kreuzungspunkt, in einer Übergangszeit befindet, in der alte Glaubensinhalte sterben? Befinden wir uns in einer Zeit der Neuorientierung, auf der Suche nach einem neuen Ziel? Wenn dem so ist, kann die Erforschung von Todeserfahrungen nur hilfreich sein.
Bestimmte kulturelle Tabus halten uns immer noch von unserem Interesse am Sterben ab. Wegen der möglichen überwältigenden Erfahrungen darf für manche Menschen der Tod nicht erwähnt werden. Andere können sich nicht damit befassen, weil ihnen dieser Bereich zu schmerzlich und zu traurig ist. Und für die meisten von uns, unabhängig von unserer Weltanschauung, ist der Tod eines geliebten Menschen oder die Konfrontation mit unserer eigenen Sterblichkeit Grund genug, dieses Thema zu vermeiden.
Ich glaube jedoch, daß die Prozeßarbeit uns befähigt, die Angst vor Tod und Sterben zu überwinden, weil sie so viel Erleichterung bringt. Tatsächlich kann diese Arbeit nicht nur erhellend sein, sondern sogar Spaß machen. Das Sterben kann für uns alle eine wunderbare Zeit des Lernens sein. Die Vorschriften und Regeln des sozialen Lebens wer-

den im Angesicht von Koma und Trancezuständen unwichtig, und das echte Interesse an Selbsterkenntnis nimmt zu. Im Bereich des Todes sind die Menschen mehr denn je bereit, ganzheitlich zu leben. Tatsächlich kommen manche Menschen aus der Tiefe eines augenscheinlich endgültigen komatösen Zustandes zum Leben zurück. Selbst diejenigen, die bisher von Psychologie und Religion nichts gehalten haben, sind heute von ihren eigenen inneren Prozessen in Todesnähe fasziniert.

Koma und Erwachen

Mit Ausnahme der Patienten mit schwersten organischen Hirnschäden sind alle komatösen Menschen, die ich erlebt habe, erwacht und haben verbale Mitteilungen über mächtige Erfahrungen gemacht. Selbst solche mit einem ausgedehnten organischen Hirnschaden reagierten mit nonverbalen Signalen auf die prozeßorientierten Interventionen. Diejenigen jedoch, die keinen schweren Hirnschaden hatten, erwachten und bewältigten ihre unvollendeten Aufgaben im Hinblick auf das Lernen und die Liebe. Manche starben, während andere das Krankenhaus verließen und zum Leben zurückkehrten. Die meisten überschritten die gewohnten Vorstellungen von Leben und Tod, und einer von ihnen begab sich sogar auf eine Kreuzfahrt zu den Bahamas. Lassen Sie mich seine Geschichte erzählen.

John, ein Mann über achtzig Jahre, schien an der Grenze seines Lebens nicht mehr weiterzukommen. Er war unfähig zu sterben. Seit sechs Monaten schwankte er zwischen komatösen und semikomatösen Zuständen hin und her, jammerte immer wieder und schrie. Als ich ihn sah, lag er in seinem Bett im Krankenhaus, stöhnte und schrie etwas, das niemand verstehen konnte. Er beunruhigte die anderen Patienten und die Schwestern. Obwohl ich mit einem Patienten in einem anderen Zimmer arbeitete, baten mich die Schwestern, nach ihm zu sehen, da sie hofften, daß ich ihn vielleicht beruhigen könne.

Als ich sein Zimmer betrat, sah ich einen alten schwarzen Mann in Schweiß gebadet und laut ächzend im Bett liegen. «He!» sagte ich spaßend, «kein Mensch hier kann schlafen! Du bist viel zu laut.» John schien mich nicht zu hören und ächzte weiter. Ich entschied mich, auf seine Geräusche einzugehen: «Ohhh, oooh, Meeensch, jaaa», ächzte ich mit ihm, indem ich mich seinem Atemgeräusch anpaßte. Sachte drückte ich seine Hand im Rhythmus seiner Atmung, während ich auf seinen Puls achtete. Nach etwa zwanzig Minuten entwickelten sich seine gedämpften Schreie zu unterscheidbaren Worten. John, der seit Tagen mit niemandem ein Wort und seit Monaten keinen Satz mehr gesprochen hatte, sagte jetzt: «Jaaa, Meeensch, jaaah, ... oh ...» (Der folgende Dialog wurde auf Band aufgenommen.)

Arny, der noch einen Ausdruck hinzufügte: «Meeensch, jaaaa, unglaublich!»

John langsam, anfangs unklar: «Jaaa, duu ... duuu ... weißt.»

Arny: «Ich... jaaa.»

John: «Schh... jaaa. Ein gro... groooßes, ein grooßes Schhiff.»

Arny: «Schhhhiiiifff... jaaaa. S'ist größer, als ich dachte, das Schiff!»

John: «Jaaa, aaaaah, da kommt'n Schiff... Für John!!!»

Arny: «Meensch, toll ... Gehst du mit?»

John brüllte aus Leibeskräften: «Aber nein – ich doch nicht!! Ich kann doch nicht mitgehen!»

Arny: «Warum nicht?»

John – lange Pause – hustend und prustend: «Das Schiff geht... doch... auf ... Ferienreise! Da kann ich nicht mit. Muß doch um acht morgens aufstehn und arbeiten gehn!»

Arny: «Ich auch. Ich auch... Aber tu mir bitte einen riesen-

großen Gefallen, bitte (der Richtung seiner Augenbewegungen folgend), richte deine Augen nach oben und schau dir das Schiff ganz genau an.»
John schaute ziemlich ungläubig und rollte seine Augen nach oben.
Arny: «Schau hinein und dann erzähl' mir, wer das Schiff lenkt.»
John: «Hmmmm, wer ... hmmmm.» (Schaute nach oben, so daß nur noch das Weiße seiner Augen zu sehen war.) «Oh ... Meensch ... toll!! ... Da sind Engel, ... die lenken das Schiff.»
Arny: «Engel?»
Ich war ganz aufgeregt und dachte, daß diese Erfahrung zu Ende gebracht werden sollte, was bedeutete, daß John sich noch tiefer in sie hineingeben müßte, damit sie für ihn hilfreich sein könnte.
Arny: «Schau mal in den Heizungsraum. Wer ist denn da drin?»
John schaute nach unten, indem er seinen Kopf nach unten beugte:
«Mmmm. Ohh, Mensch, hmmm, da unten... sind ja... auch ... Engel. Nein ... jaaaa ...» Obwohl er wegen seines schlechten Körperzustands eingeschränkt war, fing er ganz aufgeregt an zu schreien: «He ... heee... heee... das sind ja Engel, die das Schiff lenken!!!»
Arny: «Engel! Tollllll! Tu mir bitte einen Gefallen, ja? Geh doch näher hin und versuch, rauszufinden, was es kostet, da mitzufahren.»
John: «Hmm...», schaute von einer Seite zur andern, «hmm, jaa, jaa. Das... nein.... jaa... das... na ja... 's kostet nichts. Gar... nichts.»
Arny: «Ja und, was meinst du denn dazu? Das ist 'ne Reise – ganz umsonst!»
John: «Int'ressant, jaaa!»
Arny: «Haste überhaupt schon mal Urlaub gehabt?»

John: «Nein, ich doch nicht!»
Arny: «Hör mal gut zu, du hast noch nie Urlaub gehabt... du bist'n Arbeitstier! Du solltest wirklich mal 'ne kleine Reise machen. Wenn's dir nicht gefällt, kannste ja zurückkommen. Denk mal drüber nach! Wenn du willst, fahr gleich los. Komm zurück, wann du willst, oder fahr einfach weiter. Kannst dich ja jetzt selber entscheiden. Wenn du in Urlaub gehst und dort bleibst..., prima. Wenn du hier bleibst, auch gut. Wenn du gehst, möcht ich dich dann dort mal treffen.»
John: «Jaaa. Jaaa. Urlaub, auf den Bahamas, Ba... ha... mas... jaaaa. Hmmmm... keine Arbeit.»
John beruhigte sich, schloß die Augen und schlief ein. Er hatte aufgehört zu schreien. Ich ging zu meinem Patienten zurück und kam nach ungefähr einer halben Stunde wieder, um zu sehen, was er machte. Eine Schwester stand neben seinem Bett und sagte mir, daß er gerade gestorben sei. Ich war traurig und froh zugleich. Der alte Mann hatte sich entschieden, Urlaub zu machen.
Obwohl ich ihn gerne besser kennengelernt hätte, hatte ich ihm doch wenigstens helfen können, seine Arbeitsmoral zu lockern und zu den Bahamas zu reisen. Er hatte dringend eine «Arbeitspause» gebraucht. Er war an der Grenze seines Lebens steckengeblieben, im Konflikt, ob er Urlaub machen dürfe oder nicht. Und er war auch blockiert, weil die Menschen um ihn herum Schwierigkeiten hatten, mit dem Geschrei und Geheul seines komatösen Zustandes umzugehen.
Für John könnte dieser komatöse Zustand so etwas bedeutet haben wie: «Ich befinde mich in einem Konflikt. Es gibt niemanden, der mir dabei helfen kann; und so werde ich mich anstrengen und nach innen gehen und dieses Schiff betrachten. Da ich keine Erfahrung im Umgang mit solchen inneren Bildern habe, kann ich meine Aufregung über das, was ich sehe, nur laut herausschreien.»

Wie nie zuvor kümmert man sich heute in den Hospizen, Krankenhäusern und zu Hause mit liebevoller Güte, psychologischem Verständnis, stiller Meditation und Gebet um die Bedürfnisse der Sterbenden. Dennoch entgeht uns ein Teil ihrer tiefsten inneren Gefühle – wie Johns Konflikt in bezug auf Urlaub. Jeder von uns, der mit Sterbenden zu tun hat, gibt sich so viel Mühe, wie er kann; doch ist dies erst der Anfang unserer Arbeit. Daß wir noch viel über das Sterben lernen müssen, sehen wir an der Enttäuschung über unsere Unfähigkeit, mit den Sterbenden in Beziehung zu treten. Irrtümlicherweise nehmen wir an, daß sie nicht erreichbar sind, daß sie dabei sind, ihren Körper zu verlassen, und daß Mitgefühl, Meditation und Liebe alles sind, was wir ihnen geben können. All das ist zwar notwendig, es reicht aber nicht aus.
Die meisten Sterbenden brauchen Hilfe und Unterstützung, um die überwältigenden Geschehnisse, die sich ereignen wollen, in ihrer Ganzheit erfahren zu können. Veränderte Bewußtseinszustände bringen uns durcheinander und verwirren uns, wenn wir keine Hilfe haben. Wir deuten die Signale der Menschen in veränderten Bewußtseinszuständen falsch und glauben, sie seien Zeichen von Schmerzen, Medikamentenwirkung oder Leiden. Oder wir meinen, sie schwebten voller Frieden in eine andere Welt hinüber, während sie in ihrer Verlassenheit intensiv nach den Lösungen des Lebens suchen.

Das Überqueren der Brücke

Psychotherapeutische Arbeit in den frühen Stadien einer schweren Erkrankung unterscheidet sich nicht wesentlich von der Arbeit in anderen Lebensstadien. Der Ernst des Todes macht diese Arbeit jedoch besonders eindrucksvoll. Das Ziel des Patienten in einem frühen Krankheitsstadium ist normalerweise die Heilung. Manche, die zu mir kommen, interessieren sich auch für die Erfahrungen, die sich hinter den Symptomen verbergen. Die Integration der psychologischen Probleme führt häufig zu einer Linderung der Symptome. So ist die anfängliche Arbeit gekennzeichnet durch den Konflikt zwischen dem gegenwärtigen bewußten Verhalten und neuen Aspekten der Persönlichkeit, die in Träumen und Symptomen auftauchen[4].
Schon oft habe ich festgestellt, daß Menschen, die bisher nicht in der Lage gewesen sind, sich grundlegend zu verändern, nun plötzlich, am Ende ihres Lebens, mit Riesenschritten auf ihre Ganzheit zugehen.
Wir wollen uns nun Peter und Sandy zuwenden und Einzelheiten der Arbeit mit Peter aus den letzten drei Wochen seines Lebens betrachten.

Peter

Um den Jahreswechsel herum war ich in Urlaub, um der Unruhe des Stadtlebens durch einen Rückzug in die Alpen zu entkommen. Ein Anruf unterbrach die Stille eines dunklen Bergabends. Eine unglückliche Stimme am anderen

Ende sagte: «Ein Verwandter von mir stirbt an Leukämie, und wir bitten Sie um Hilfe! Man hat uns gesagt, daß er nur noch ein oder zwei Tage leben wird.» Die Anruferin war Peters Schwägerin. Ich antwortete, daß, wenn Peter wirklich mit uns arbeiten wolle und dies auch tatsächlich das Richtige für ihn sei, ihm das Schicksal helfen würde zu warten, bis wir ihn im Krankenhaus besuchen könnten. Zwei Wochen später begegneten wir uns zum erstenmal in einem Zürcher Krankenhaus. Außer Peter und seiner Frau Sandy war auch meine Frau Amy dabei. Sie hatte sich bereit erklärt, mir bei der Beziehungsarbeit und der emotionalen Belastung, die zu erwarten war, zu helfen.

Bevor wir das Krankenzimmer betraten, sagte uns Sandy, daß Peter sich noch nie für Psychologie interessiert habe. Auch habe er eine Abneigung gegen Religion. Erst seit seiner letzten, fast tödlichen Leukämiekrise habe er überhaupt Interesse daran, über seine Gefühle zu sprechen. Als wir eintraten, befand Peter sich in offensichtlich guter Verfassung. Er lag ruhig im Bett und bewegte ab und zu seine Beine in Reaktion auf unsere Unterhaltung. Er war ein introvertierter, hochintelligenter Mann mittleren Alters, der körperlich reduziert und sehr blaß aussah.

Nachdem wir einander vorgestellt hatten, fragte ich Peter, was er in seinem Leben noch vollenden wolle. Dabei suchte ich jenen besondcren Bereich, jene Grenze im Leben, an der wir alle arbeiten. Ich fragte mich, ob er einen solchen Bereich erkennen könnte. Dieser Bereich ist die «Grenze» (vgl. Erläuterungen im Anhang), ein Ort, an dem wir steckenbleiben und nicht mehr weiterkommen. An der Grenze unserer Entwicklung kehren wir um und werden krank, bewußtlos oder wahnsinnig.

Peter antwortete sofort, daß er die Beziehung zu Sandy in Ordnung bringen wolle, wenn er das könne. Seit einiger Zeit hatten sie sich gefühlsmäßig voneinander entfernt. Am Ende der ersten Sitzung kam ich mit Sandy und Peter zu dem Entschluß, daß es eine unserer Aufgaben sei, an ihrer Beziehung zu arbeiten. Trotz Peters schlechter körperlicher Verfassung hielt ich diese Beziehungsarbeit für erforderlich. So schlug ich vor, Peter das nächstemal im Krankenhaus allein zu sehen, bevor wir uns alle vier wieder treffen wollten, und bat Sandy, in der Zwischenzeit mit Amy zu arbeiten. Wir sahen unsere Hauptaufgabe zunächst in der Konzentration auf Peters inneren Prozeß und auf seine Krankheit; erst dann würden wir ihre Beziehungsprobleme prozessieren und herausfinden können, ob und wie sie mit seinen Symptomen verbunden seien. Amy und ich hofften, daß durch die Verbindung von Beziehungs- und Einzelarbeit ihre individuellen Veränderungen ihnen die Wandlung als Paar ermöglichen würden.

Die Situation zu Hause

Sandy erwies sich als eine sehr intelligente, mutige und kreative Frau, die bereit war, alles zu versuchen, was ihrer Familie und ihr selbst helfen könnte.
Amy berichtete über ihre Arbeit mit Sandy: «Als ich bei ihnen zu Hause angekommen war, spielte ich mit den Kindern, während Sandy mit der unglaublichen Menge häuslicher Probleme beschäftigt war, die mit der Aufrechterhaltung eines Gleichgewichtes zwischen Krankenhausbesuchen und Haushalt entstehen. Die Wohnung war ordentlich und bunt, mit vielen Kinderbildern und Spielzeug rundherum. Es lagen auch viele Bücher und Schallplatten da, was den Eindruck einer vielseitig interessierten Familie vermittelte.
Der älteste Junge war ganz begeistert von seiner neuen Spielzeugeisenbahn. Sandy bat die Kinder, langsam zu sprechen, weil mein Schweizerdeutsch nicht so gut sei. Der Älteste interessierte sich für meine billige Uhr. Er dachte, ich sei

reich und würde meine richtige Uhr nur in einem anderen Zimmer verstecken. Er und das mittlere Kind fingen spielerisch an, mit mir zu kämpfen, bis Sandy hereinkam. Sie war ärgerlich, weil die Kinder die auf dem Bett zusammengelegten Kleider teilweise durcheinandergebracht hatten. Der Älteste erzählte mir, daß der Teufel unter seinem Bett schlafe. Ich dachte mir, daß Veränderungen bezüglich weniger Ordnung und mehr ‹Teufelchen› in dieser Familie durchaus möglich seien.»

Amy erzählte mir, daß Sandy ihr gesagt habe, wie schwierig das Leben seit Peters Krankheit geworden sei. Sie sei traurig und zugleich wütend auf Peter, weil er nicht schon früher in eine Therapie gegangen war. Sie sagte, daß Peter sich während eines Streites immer in sein Zimmer zurückgezogen und Gitarre gespielt habe. Später sei er wieder herausgekommen, um ganz ruhig über ihre Probleme zu sprechen. Sie schienen beide etwas scheu zu sein, ihre Gefühle zu äußern. Sandy sagte, daß es zwischen ihr und ihrem ältesten Sohn manchmal Zusammenstöße gäbe. Der Jüngste säße beim Essen am oberen Tischende und er schlafe in einem Kinderbett im Elternschlafzimmer. Der bewußte Familienprozeß zeigte sich in liebevollem Verhalten, während ungestüme oder empfindsame Gefühle unter der Oberfläche darauf warteten, ausgedrückt zu werden.

Als Amy Sandy fragte, was ihr im Leben wichtig sei, antwortete sie wie Peter, daß sie ihre Beziehungsprobleme bearbeiten und zu der Liebe gelangen wolle, von der sie wüßte, daß sie da sei. Sie sprach sehr warmherzig und liebevoll von Peter und zeigte Amy Bilder, wie er mit den Kindern spielte. Sie sagte, daß sie selbst nie so feinfühlig und verspielt sein könne wie er. Es war ein sehr gutes Zeichen, daß ihnen beiden die Arbeit an ihrer Beziehung so wichtig war.

Amy berichtete, daß Sandy nach der dritten Stunde, als Peter allmählich begann, sein Bedürfnis nach mehr Sensitivität auszudrücken, in eine Depression geriet, weil sie nie gelernt hatte, ihre tiefsten Gefühle zu äußern. Sie schien sich davor zu scheuen, solchen Gefühlen nachzugehen. Tatsächlich war es zu diesem Zeitpunkt nicht ihre Aufgabe, ihre Empfindungsfähigkeit zu zeigen. Offensichtlich sollte sie jetzt ihre Kraft einsetzen. Amy ermunterte sie, diese Kraft mit ihrem Mut zu verbinden. Genau das brauchte sie, um ihre Wünsche und Vorstellungen bezüglich Peters Behandlung den Ärzten gegenüber zu vertreten. So war es gerade jetzt für sie wichtiger, zu kämpfen als zu fühlen.

Die erste Stunde mit Peter

In der ersten Stunde allein mit Peter forderte ich ihn auf, mir ruhig all das über sich selbst zu erzählen, was er für wichtig hielte. Als er sagte, daß er keine Träume habe, erwiderte ich, daß ich diese Träume brauchte, um herausfinden zu können, ob wir auf dem richtigen Weg seien, da ich mich nicht nur auf meine eigenen Eingebungen verlassen wolle. Ich drückte die Hoffnung aus, daß er in der Nacht einen Traum haben möge, womit uns beiden geholfen wäre. In den folgenden Tagen entwickelte sich Peter zu einem sehr produktiven Träumer.

Ihm lag sehr viel daran, mir über sich zu erzählen, und er sagte, daß er ein Mann sei, der sich ganz schnell verlieben könne. Die Frauen, denen er bisher begegnet sei, neigten dazu, im Beziehungsbereich sehr zurückhaltend zu sein. Er sagte, er brauche einen empfindsameren und zärtlicheren Gefühlskontakt zu Sandy. Wenn dies nicht möglich sei, denke er daran, sich von ihr zu trennen.

Daraufhin erzählte ich ihm, daß viele Sterbende, denen ich bisher begegnet sei, ihren Tod dazu benutzt hätten, um schwierigen Situationen aus dem Weg zu gehen, und daß es ganz sicher auch andere Wege gäbe, um Beziehungsprobleme zu lösen. Am Ende der ersten Sitzung lobte ich seine

Offenheit und forderte ihn heraus, Sandy von seinen Bedürfnissen im Gefühlsbereich zu erzählen, selbst wenn es bei ihnen bisher nicht üblich gewesen sei, so offen miteinander umzugehen.
Als Sandy an diesem Abend zu ihm kam, sprach er mit ihr über seinen Wunsch nach mehr Empfindsamkeit und Romantik. Später erzählte er mir, sie sei wütend geworden und dann deprimiert, weil er nicht früher über diese Dinge mit ihr gesprochen habe. Ich dachte mir, daß sie ärgerlich werden mußte, weil er wahrscheinlich seine unerfüllten Bedürfnisse dazu benutzt hatte, um Schuldgefühle bei ihr hervorzurufen. Peter sagte noch, daß Sandy seinen Wünschen entgegengehalten habe, dies sei wohl alles zu spät, und sie sei nicht sicher, ob sie ihm das geben könne, was er brauche. Dieses Zwischenspiel setzte eine Traumserie in Gang, über die er mir in unserer zweiten Sitzung berichtete.

Die ersten Träume

In seinem Tagebuch las ich: «Der Kontakt mit Arny hat mich befreit. Meine Träume faszinieren mich und unterstützen mich auch in meinem Willen zu leben.» Dann erzählte er mir folgenden Traum:

«Ich klettere den tragenden Pfeiler einer Brücke hinauf. Der Wind bläst stürmisch (er bewegt seine Arme wie eine schwingende Säule hin und her, während er mir diesen Teil des Traumes erklärt) und hat die Brükke schon teilweise beschädigt. Ingenieure und Arbeiter versuchen, den Schaden auszubessern. Ich schaffe es, unten vom Fluß bis zur Brücke hinaufzuklettern. Dann überquere ich die Brücke und komme heil auf der anderen Seite an.»

Er malte ein Bild von diesem Traum, das ihn selbst auf der anderen Seite einer Schlucht zeigte und eine Brücke, die ziemlich hastig ausgebessert wurde.
Peter fühlte sich in der Therapie so wohl wie ein Fisch im

Wasser. Sobald er mir den Traum erzählt hatte, wollte er alles darüber und auch alles über seine Körpererfahrungen wissen. Er fragte mich, warum seine Beine immer so zuckten. Zu diesem Zeitpunkt war ich irgendwie zu scheu, Körperarbeit mit ihm zu machen, und konzentrierte mich auf sein Interesse an dem Traum. Ich erklärte ihm, daß die Körpererfahrungen warten könnten; wir würden wahrscheinlich dieselbe Information aus seinen Träumen erhalten. Ich fragte ihn, was ihm in Verbindung mit der Zerstörung der Brücke einfiele. Er sagte, daß die Schweizer Armee ihren Soldaten den Gleichschritt beim Marschieren verboten habe, weil der Rhythmus die natürliche Schwingungsfrequenz der Brücke anregen und sie dadurch zum Einstürzen bringen könne. Auch kräftige Winde und Sturm könnten eine Brücke beschädigen. Die Bemerkung über die Armee veranlaßte ihn, auf seine Neigung zu einem angepaßten Verhalten hinzuweisen. Er war ein «ordentlicher Bürger». Jeden Abend ging er nach der Arbeit nach Hause, jeden Morgen stand er früh auf. Er war anständig, wohlwollend und regelmäßig in seinem Lebenstempo. Er hatte eine militärische innere Disziplin.

Ich wies darauf hin, daß seine Vorbildlichkeit auch die Fähigkeit, sich zu ändern und in neue Bereiche weiterzugehen, behindern könne. Er lachte zustimmend. Er sei immer ein viel zu ordentlicher Kerl gewesen.

Ich erwähnte dann, daß man sich den Tod schon immer als eine Brücke zum Jenseits, zu der anderen Welt, vorgestellt habe. Die andere Welt sei vermutlich ein Ort, an dem man sein Leben so frei gestalten könne, wie es hier nicht möglich sei. Ganz aufgeregt stimmte Peter zu. «Da bin ich wohl schon auf der anderen Seite; denn niemals hätte ich es für möglich gehalten, daß ich Sandy, wie in der vergangenen Nacht, meine tiefsten Gefühle hätte mitteilen können.» «Gratuliere», sagte ich, «du hast deine erste Brücke überschritten.»

Ich fragte ihn, wie er merke, daß er Leukämie habe. Er antwortete, daß er es nicht unmittelbar im Körper fühlen könne. Sein einziges Symptom sei Erschöpfung. Er klagte über ein leichtes Zittern, das er einer Grippeattacke zuschrieb. Als er mir von dem Zittern erzählte, schlenkerte er seine Arme genauso hin und her wie bei dem Traumbericht von der Brücke im Sturmwind. Ich forderte ihn auf weiterzuzittern, was er in den nächsten Minuten mit Überzeugung tat. Plötzlich hörte er auf und fragte, ob dies ein Zittern aus Angst sein könne. «Angst wovor?» fragte ich. Angst vor dem Sterben und vor den neuen Gefühlen, die ihm so unbekannt seien, sagte er. Er fürchte sich vor seinen Bedürfnissen, seinem Zorn und seiner Angst. Obwohl er sich davor fürchtete, wollte er diese Gefühle noch tiefer entwickeln. Ich versprach ihm, dabei zu helfen, den Wandel zu überbrücken und den Sturm zu überstehen. Er wollte wissen, wie.

Arny: «Zittere noch ein bißchen mehr.»

Peter, unwillkürlich zitternd: «Oh, ich bin ein bißchen zittrig.»

Arny: «Und?»

Peter: «Werde ich sterben?»

Arny, scherzend: «Peter, ich garantiere dir, daß du sterben wirst. Warum willst du warten? Wie wäre es, grade jetzt zu sterben?»

Peter: «Wie?»

Arny: «Tu so, als würdest du sterben. Tu einfach nur so.»

Peter: «O.k.» Peter hörte auf zu zittern, schloß die Augen und schien zu ruhen. Einen Augenblick später öffnete er seine Augen und sprach zu mir. «Irgend etwas hat aufgehört. Ich fühle Frieden. Und ich fühle mich dir so nahe.» Schüchtern streckte er eine Hand nach mir aus, und wir hielten uns an den Händen.

Arny, sanft: «Gratuliere, du hast die Brücke schon wieder überschritten, diesmal zu deinen Gefühlen. Es war aufregend, aber du hast's geschafft. Das Jenseits befindet sich jetzt wohl hier.»
Peter: «Es tut so gut.»

Familiensitzung

Ein paar Tage später hatten wir das zweite Familientreffen. Amy und ich waren beide dabei. Peter lag in seinem Bett und Sandy saß in einem Stuhl in seiner Nähe. Sandy und Peter sprachen übereinander, indem sie mich anschauten. Ich forderte Peter auf, den Unterschied zu beachten, wenn er nicht mich, sondern Sandy anschaute. Nachdem er sich ihr zögernd zugewandt hatte, sagte er, daß er eine Trennung wünsche, wenn ihre Probleme sich nicht lösen ließen. Ich fragte ihn, ob die Tatsache, daß er sich zuerst mir und nicht ihr zugewandt habe, ein indirekter Weg gewesen sei, eine so starke Aussage zu vermeiden.
Bevor er antworten konnte, reagierte Sandy, indem sie zu Boden schaute. Sie fing an, mit ihren Schnürsenkeln zu spielen. Schüchtern prüfte sie ihre Fingernägel. Ich ging zu ihr hinüber, nahm ihre Hand und sagte, daß ich es mochte, wie sie ihre Nägel betrachtete. Sie antwortete, daß sie als Kind immer Nägel gekaut habe. Auf meine Frage, wie alt sie damals gewesen sei, meinte sie, zwölf Jahre. «Warum versuchst du nicht, jetzt mal zwölf Jahre alt zu sein?» schlug ich ihr vor, in der Hoffnung, daß sie sich ihrer körperlichen Reaktion auf Peters Trennungsdrohung bewußt werden würde. Sie neigte ihren Kopf zur Seite und lächelte kokett. Peter schaute sie liebevoll an und sagte: «Genau deshalb liebe ich dich.»
Sandy wurde ärgerlich und sagte, daß sie nicht nur wie ein Kind betrachtet werden wolle. «Gut», sagte ich. «Ein Kind

zu sein und um Liebe zu bitten, ist nicht die Rolle, die du im Umgang mit seinem Ultimatum einnehmen möchtest. Wie gehst du mit einer solchen Situation um? Wie möchtest du reagieren, und wie möchtest du betrachtet werden?» «Wie eine Frau mit eigenem Herzen und Verstand!» antwortete sie. «Gut», sagte ich, «und wie reagiert diese Frau auf Peter?» Sandy weinte und fühlte sich verletzt. Einen Moment lang waren wir alle ganz still, traurig über den Konflikt der beiden.

Sie setzte seinem Ultimatum entgegen, daß sie mit seinem Hobby, schnelle Autos zu kaufen, nicht einverstanden sei, weil es nicht gut sei für die Umwelt. Als er nicht reagierte, schien sich etwas in ihr zu verändern. Sie senkte ihre Stimme und vertraute ihm an, wie wesentlich in Wirklichkeit seine Bedürfnisse für sie seien. Sie sagte, daß sie jetzt mehr Verständnis für seine Interessen habe. Am Ende der Sitzung waren die beiden ihren Gefühlen sehr nahe gekommen.

Peter war offensichtlich gehemmt gewesen, Sandy mit seiner inneren Not zu konfrontieren. Dann hatte er seine Grenze der Zurückhaltung überwunden und ihr gedroht. Sie hatte gezögert, war dann auch über eine Grenze gegangen, war ärgerlich geworden und hatte sich verletzt gefühlt. Diese emotionalen Prozesse verbanden sie miteinander, und so überquerten sie die erste von noch manchen bevorstehenden Gefühlsbrücken.

Im Mythos ist die Brücke über einen Fluß der Weg zum Himmel, der Erde und Tod überwindet. Peters schwankende Brücke symbolisierte den furchterregenden Weg von seiner vertrauten Persönlichkeit hin zu unbekannten Gefühlen und Verbindungen, zu einem «Himmel auf Erden». Die Brücke ist von Menschen gebaut und daher eine Konstruktion des Bewußtseins, an der wir alle bauen müssen im Bereich der verschiedenen Bewußtseinszustände. So betrifft dieser Mythos alle Menschen. Wir alle laufen Gefahr, entweder an der Peripherie einer neuen Lebensweise stehenzubleiben oder in den Fluß hineinzufallen und bewußtlos im Strom der Ereignisse dahinzutreiben. Die Brücke verkörpert unser Potential, den unbewußten Strom des Lebens zu transzendieren und uns mit einer ausdrucksvolleren und kreativeren Lebensweise zu verbinden.

Das Todesurteil

Peter rief mich vom Krankenhaus aus in der Praxis an, aus einem schwerwiegenden Anlaß. Mit deprimierter Stimme erzählte er mir, daß der Arzt mit seinen Assistenten gekommen sei, um ihm mitzuteilen, daß seine Leukämie nicht auf die Therapie anspreche und daß die Ärzte mit seinem baldigen Tod rechneten. Sie empfahlen ihm, seine Angehörigen kommen zu lassen, damit er sich von ihnen verabschieden könnte. Die Assistenten seien dann halbstündlich gekommen, um diese Mitteilung zu wiederholen.
Peter weinte am Telefon und sagte, daß er kein Todesurteil brauchen könne, sondern Hilfe nötig habe, um leben zu können. Ich ermutigte ihn, dem Arzt seine Gefühle zu zeigen und ihn darum zu bitten, seine Assistenten diese Mitteilung nicht mehr wiederholen zu lassen.
Dann rief ich im Krankenhaus an und erklärte dem Arzt, daß ich einsehen könne, wie wichtig es sei, einen Patienten über die Unwirksamkeit der Therapie und über die Wahrscheinlichkeit seines Todes aufzuklären. Aber die Ärzte müßten doch erkennen, daß die Art und Weise der Information bei dem Patienten die Wirkung einer hypnotischen Induktion haben und damit tödlich sein könne. Es gäbe so viele Möglichkeiten, einem Patienten eine solche Mitteilung zu machen. Aber ihm zu sagen: «Sie werden bald sterben», sei eine Form von Mord.
Der Arzt entgegnete, daß Offenheit der beste Weg sei. Und er sagte noch, wie schlecht er sich fühle, daß er jetzt nicht mehr helfen könne. Er gab zu, ärgerlich auf Peter zu sein, weil er sterben würde. Der Arzt wollte, daß Peter leben sol-

le, und war ganz einfach hilflos. Ich machte ihm klar, daß die Darlegung all dieser Gefühle für Peter sicher sehr hilfreich sein würde. Wir beendeten das Gespräch in beiderseitigem Einverständnis.
Aber dieses «Todesurteil», wie Peter es nannte, übte bereits seine demoralisierende Wirkung aus. Nach jeder Arztvisite wurde Peters Stimmung zusehends schlechter. Er fing an, ernsthaft darüber nachzudenken, das Krankenhaus zu verlassen. Ich unterstützte seinen Wunsch in der Hoffnung, daß wir ihn in eine Klinik mit einer wärmeren Atmosphäre oder sogar nach Hause bringen könnten. Aber dazu blieb keine Zeit mehr.

Liebesträume

Seine Träume übertrafen all unsere Pläne. Als ich ihn am nächsten Tag anrief, erzählte er mir folgenden Traum:

«Ich bin mit Sandy und einer anderen Frau im Bett. Die andere Frau ist schüchtern. Ich bin auch sehr schüchtern. In diese Frau könnte ich mich verlieben.»

Wir entschlossen uns, am Telefon miteinander zu arbeiten.
Peter: «Ich kann sie ganz deutlich sehen.»
Arny: «Peter, warum stellst du sie dir nicht noch deutlicher vor?»
Peter: «Hmm, sehr hübsch.»
Arny: «Ja, fast kann ich sie auch sehen. Sieht sie nicht gut aus? Welche Haarfarbe hat sie eigentlich?»
Peter: «Braun. Sie hört sich so warmherzig an.»
Ich stellte fest, daß er von der Vorstellung zum Hören ihrer Stimme übergegangen war. Ich machte mit und wechselte den «Kanal» (vgl. die Erläuterungen im Anhang) mit ihm.
Arny: «Ihre Stimme ist angenehm. Wie heißt sie!»
Peter: «Es könnte französisch sein. Sie ist erotisch und ganz reizend.»

Arny: «Hört sich an wie ein guter Traum! Wie ist es, mit zwei Frauen auf einmal im Bett zu sein, von denen eine auch noch Französin ist?»
Peter: «Sehr hilfreich, sehr liebevoll. Sandy liebe ich auch.»
Ich dachte, daß die Französin ein Symbol für seine Gefühle sei, hoffte aber, daß er dies selbst entdecken würde.
Arny: «Wie ist es denn wirklich im Bett? Ich bin noch nicht ganz bei dir.»
Peter: «Die Französin hat braunes Haar. Ob ich sie von der Arbeit her kenne? Nein, diese Frau ist zu schüchtern. Sie würde mich nicht mal im Krankenhaus besuchen. Ich sehe eine dunkelhaarige Frau, dünn, klug, aber nicht zu intelligent, weil das Fühlen so wichtig ist.»
Arny: «Phantasiere ruhig weiter über sie.»
Peter begann einen inneren Dialog mit dieser Französin. Sie war eine sehr gefühlvolle, lebendige und geistvolle Frau. Als er die Imagination fortführte, entdeckte er, daß sie einen kämpferischen Geist hatte, eine Fähigkeit, für das Leben zu kämpfen. Ganz spontan sagte er, daß auch Sandy den Geist eines Kämpfers habe.
Arny: «In deinem Traum seid ihr, Sandy und du, teilweise auch deshalb zusammen, weil ihr beide an dieser französischen Persönlichkeit, diesem Lebensgefühl teilhabt. Es ist ein Gefühl der Wärme, der Unterstützung und der Sehnsucht, für das Leben zu kämpfen.»
Peter, der bis jetzt ziemlich niedergeschlagen gewesen war, stimmte begeistert zu. Wir sprachen noch kurz miteinander, und dann sagte ich zu ihm: «Schließ deine Augen und geh jetzt mit diesen beiden Frauen ins Bett.» Ich konnte ihn zwar nicht sehen, hörte ihn aber ganz zufrieden seufzen. «Danke», sagte er.

Traumarbeit

Am nächsten Tag kam ich über Mittag in das Krankenhaus. Peters körperlicher Zustand hatte sich verschlechtert. Er begrüßte mich und, ohne abzuwarten, erzählte er mir folgenden Traum:

«Ich bin mit einer unbekannten Frau im Bett. Eine zweite Frau, die in der Nähe geschlafen hatte, möchte auch ins Bett zu uns, ist aber zu schüchtern. In der Nähe spielen zwei Männer mit einem Feuer. Ich sage ihnen, daß sie nicht so wild mit dem Feuer umgehen sollen. Dann sehe ich eine schlafende Frau am Fußende meines Bettes liegen. Ich hebe sie auf, damit sie nicht auf dem Boden liegen muß. Sie fragt mich, warum ich aufgewacht sei. ‹Ich mußte›, sage ich.»

Offensichtlich ging dieser Traum da weiter, wo wir aufgehört hatten. Peter war wieder mit dieser scheuen unbekannten Frau zusammen. Ich fragte mich, welche Ereignisse seines Lebens er noch immer als scheu und unbekannt erlebte.
Arny: «Wer sind die Männer? Wenn du mit dem Feuer spielen könntest, was würdest du dann tun?»
Peter: «Ich würde keine Medizin mehr nehmen und das Krankenhaus verlassen. Ich würde ausgehen und es mir gut gehen lassen.»
Ich war in Eile und konnte nicht lange bleiben. Als ich gerade im Gehen war, fragte Peter mich nach der Bedeutung des Traumes. Ich regte ihn an, ihn selbst zu deuten, aber er wollte unbedingt wissen, was ich darüber dachte. In der Vorstellung, daß Träume Prozesse sind, die versuchen, sich bei vollem Bewußtsein zu ereignen, deutete ich an, daß er nicht überrascht sein solle, wenn er bald den Krankenhauskonflikt vergessen haben würde und, befreit vom Dilemma zwischen Leben und Tod, «brennen» würde. Ich sagte ihm, daß er «ein wenig brennen solle». Da wechselte er das Thema.
Peter: «Wer war die Frau auf dem Boden?»
Arny: «Fühlst du dich denn in gewisser Weise fallengelassen, wie sie?»

Peter: «Es scheint, daß sie gerade hoffnungslos geworden ist und aufgeweckt werden muß. Ich bin hoffnungslos gewesen und habe das Leben fast aufgegeben.»
Arny: «Was würde es bedeuten, sie aufzuwecken?»
Peter: «Das weiß nur Gott allein. Was denkst du?»
Arny: «Für mich gibt es da weder Leben noch Tod, es gibt nur den Prozeß der Selbstwerdung.»
Peter, lachend: «Du bist unglaublich. Das wäre ein echtes Erwachen!»
Ein paar Minuten waren wir still, und dann hörte ich ihn ganz leise etwas summen.
Arny: «Wie heißt dieses Lied?»
Peter: «Eine kleine französische Freiheitsmelodie.»
Arny: «Ist es nicht großartig, befreit zu sein, all das, was wir nicht brauchen, einfach zu verbrennen? Es ist befreiend, sich nur auf das zu konzentrieren, was wirklich wichtig ist.»
Peter: «Ja, wie die Liebe.»
Es gibt viele Möglichkeiten, Träume zu betrachten. Ich halte mich lieber an das, was im Traum geschehen ist, als theoretisch darüber zu diskutieren. Es ist sinnvoll, Träume als Beschreibungen von Prozessen zu verstehen, die nur zum Teil bewußt sind, Prozesse, die sich mit mehr Bewußtsein verwirklichen wollen. Mit anderen Worten besagte Peters Traum, daß ein Teil von ihm aus der äußeren Situation «herausgefallen» war. Tatsächlich stand er kurz davor, in ein Koma zu fallen, sich der allgemeingültigen Realität zu entziehen und zu einem neuen Leben zu erwachen.
Zu diesem Zeitpunkt nahm ich jedoch an, daß die schlafende Frau ein Teil von ihm sei, der erweckt werden müsse, vielleicht ein Gefühlsbereich, den er irgendwie «fallengelassen» hatte. Erst jetzt, indem ich dies schreibe, erkenne ich, daß die schlafende Frau die symbolische Formulierung einer mächtigen sich ankündigenden Erfahrung war. Er war dabei einzuschlafen. Er mußte alles fallenlassen, mußte in ein Koma fallen, bevor er würde erwachen können.

Der Wasserfall

Am nächsten Tag sah ich Peter wieder. Eine große Ansammlung Familienangehöriger befand sich in seinem Zimmer und auch davor. Trotz dieser Zusammenkunft von Verwandten und trotz seiner fortschreitenden hochfieberhaften Lungenentzündung erzählte er mir ganz aufgeregt, daß er die ganze Nacht nicht hätte schlafen können. Er bat alle Verwandten, mit Ausnahme von Sandy, zu gehen und erzählte mir folgende Träume:

«Ich steige in einem rauschenden Wasserfall nach oben und komme in einen warmen und stillen Teich mitten in einem Wald wieder herunter. Viele Male steige ich hinauf und komme wieder herunter.»

Atemlos erzählt er mir rasch den nächsten Traum:

«Ich bin dabei, zu heiraten. Ein Hubschrauber landet, und ein Kommandeur steigt heraus. Er rudert aufs Meer hinaus in einem kleinen Boot, das beinahe kentert. Aber er schafft es, sicher wieder an Land zu kommen.»

Ich fragte mich, warum Peter so rasch sprach, was ihn wohl so bedrängen mochte. War dies das Feuer aus dem früheren Traum? Hing es mit seinem Fieber zusammen, oder war es die Aufregung darüber, ein altes Bewußtsein hinter sich zu lassen? Möglicherweise kam die Eile auch von seiner Verunsicherung durch die vielen Besucher.

Da er vom Anblick des Wasserfalles gesprochen hatte, blieb ich im Wahrnehmungsbereich des Sehens mit ihm und empfahl ihm, sich beim Hinaufsteigen im Wasserfall anzusehen. Er schloß die Augen und sagte nach ein paar Minuten, daß er den Wasserfall spüre. Ich ermunterte ihn, dieses Gefühl zu intensivieren. Nach einem meditativen Augenblick sagte er ohne Zögern, das ungebändigte Wasser sei seine Angst vor dem Sterben. So schlug ich vor, daß er sich von dem Wasserfall tragen lassen solle, daß er in ihn hineingehen und zittern und Angst haben solle. Er begann heftig zu zittern und geriet abwechselnd in einen panikartigen und dann wieder in einen entspannten, schläfrigen Zustand. Nach kurzer Zeit kam er zurück und sagte, daß er jetzt in einem stillen Gewässer angekommen sei. «Mich von meiner Todesangst tragen zu lassen, ist so, als wäre ich in einem Wasserfall», erklärte er, «es ist der natürliche Weg in die Stille. Oh, oh, da kommt die Angst wieder!» Seine Augen waren voller Schrecken, und er blickte unruhig im Zimmer umher – wie ein wildes Tier in Gefahr. «Laß dich vom Wasserfall tragen, als sei es die natürlichste Sache der Welt», sagte ich zu ihm. Wie in seinem Traum ging er in seine Angst hinein, bis er wieder in einem stillen Gewässer ankam. Wir entspannten uns beide und waren still.

Danach wollte er meditieren. Seiner Bitte folgend, meditierten wir beide eine Weile. Dann schlief er ein. Zum erstenmal seit 60 Stunden, wie mir eine Krankenschwester sagte. Offensichtlich hingen das Fieber, das Zittern und die Schlaflosigkeit mit seiner Angst vor dem Sterben zusammen. Als er ein paar Stunden später aufwachte, war das Fieber zurückgegangen, und es ging ihm besser.

Sich von Gefühlen der Panik tragen zu lassen, hatte eine beruhigende Wirkung auf Peter. Sein Traum zeigte ihm deutlich, wie er sich vom Strom der Ereignisse tragen lassen sollte. Wie der Hubschrauberpilot in seinem Traum beinahe im Meer ertrunken war und wie er selbst sich vom Wasserfall hatte tragen lassen, lernte er es, dem Fluß der Angst und Panik zu folgen und seinen Weg zu Sicherheit und Zentriertheit wiederzufinden.

Als ich Peters Zimmer verließ, nahm ich die Spannung wahr, die auf den Angehörigen, die draußen warteten, lastete. Ein Verwandter klagte zornig, daß Peter eben früher an Gott hätte glauben sollen. Daraufhin sagte ein anderer, daß Peter immer ein guter Junge gewesen sei. Jeder befaßte sich

auf seine Weise mit dem Tod. Manche von ihnen hatten sich wohl schon lange nicht mehr gesehen, und es schien, als nützten sie die Gelegenheit, ihre Familienprobleme zu bearbeiten. Auch das wäre eigentlich Teil meiner Arbeit gewesen, aber ich war zu erschöpft, um helfen zu können, und überließ Amy und Sandy die ganze Situation.
Am nächsten Tag hatte Peter Atembeschwerden und trug eine Sauerstoffmaske. Er war ziemlich schläfrig. Die Krankenschwester sagte mir, sein Puls sei 150. Er schwitzte übermäßig und konnte oder wollte sich nicht mitteilen. Ich hielt seine Hand und sang leise. Er fing an, seine Beine in einer für seinen Zustand gewaltsamen Art zu bewegen. Behutsam hemmte ich die Bewegung eines seiner Beine, um den Impuls, der hinter der Bewegung stand, zu verstärken. Dabei sagte ich zu ihm, daß seine Beine die Kraft hätten, das zu tun, was er wolle.
Plötzlich setzte er sich auf, fuchtelte mit beiden Beinen wild im Bett herum und schrie laut.
Peter: «Scheiße!»
Arny: «Scheiße was?» Schreiend: «Sag den Rest des Satzes!»
Peter: «Scheiße, daß ich so krank bin! Scheiß-Leukämie!»
Er war wütend auf sein Schicksal. Sein Fieber und der rasche Puls waren Ausdruck dieses Zornes. Nachdem er so geschrien hatte, atmete er leichter und riß sich die Sauerstoffmaske vom Gesicht. Er zählte selbst seinen Puls und sagte: «Jetzt fühl' ich mich wohler.» Ich sagte, daß er aussähe wie ein böser Junge, der gerade ein unanständiges Wort gesagt habe. «Du solltest immer brav sein und alles hinnehmen, was mit dir geschieht», neckte ich ihn. Er grinste durchtrieben.
Gerade da kam ein Angehöriger herein. Peter rang plötzlich nach Atem, setzte die Sauerstoffmaske wieder auf und fiel zurück. Ich bat den Angehörigen, draußen zu warten, und machte Peter zum Vorwurf, daß er Schlaf vortäusche, statt

seinem Ärger sofort Ausdruck zu geben. Er entgegnete: «Du hast Nerven! Du bist frech!» Ich lobte ihn dafür, daß er zurückgeschimpft hatte, und sagte: «Das ist wahr. Ich habe Nerven. Ich sage ‹Scheiße›, wenn es sein muß.» Wir lachten beide herzlich, bewunderten gegenseitig unseren Mut und freuten uns über den Durchbruch. Als der nächste Verwandte hereinkam, schickte Peter ihn wieder hinaus, lachte und schlief dann ein.

Sandy und Peter

Am nächsten Tag saß ich bei Peter, als er schlief. Sandy kam herein. Sie setzte sich zu ihm und weinte.
Arny: «Warum weinst du?»
Sandy: «Es ist mir so klar, wie sehr ich ihn wirklich geliebt habe. Ich habe das Gefühl, daß ich nachher ohne ihn nicht zurechtkommen kann. Am liebsten würde ich jetzt sterben, mit den Kindern. Ich will ihn nicht verlieren.»
In diesem Augenblick wachte Peter auf. Er sah sie an und schaute dann weg. Ich fragte ihn, was er gesehen habe.
Peter: «Ich sehe, daß ich sie auch liebe. Deshalb möchte ich gesund werden.»
Dies war das erstemal, daß er gesagt hatte, daß er sie liebe und für sie leben wolle. Das berührte mich tief. Sie umarmten sich innig und liebevoll. Ich wurde verlegen und wollte gehen. Sie baten mich zu bleiben.
Später, als ich mit Sandy draußen stand, sagte sie, wie schmerzlich es für sie sei, zu erleben, daß Peter erst jetzt lerne, zu lieben und seine Gefühle auszudrücken. Sie habe das Gefühl, es sei zu spät. Als sie von ihrer Angst sprach, die Kinder allein aufziehen zu müssen, fing sie an zu weinen. Ich blieb noch etwas länger und tröstete sie und sagte, wenn ihr so sehr zum Sterben zumute sei, solle sie jetzt in ihrer Vorstellung sterben. In der Phantasie zu sterben ist ein Weg

der Erneuerung. Sandy schloß die Augen, und ich ließ sie mit Amy zurück.
Am nächsten Abend rief mich Sandy an und fragte immer wieder, ob Peter sterben müsse. Sie wollte wissen, wie ich ganz persönlich über den Tod dachte. Ich wich der Frage aus und sagte, daß ich nur in einem ganz sicher sei, nämlich daß er dabei sei, sich zu ändern. Ich hätte viele Menschen in dieser Phase erlebt. Viele würden sterben, aber manche hätten sich auch erholt, sagte ich ihr. Sie hätten das Bett verlassen und seien wieder zur Arbeit gegangen.
Nachdem ich so viele Menschen beim Sterben erlebt habe, haben Leben und Tod eine neue Bedeutung für mich bekommen. Die Vorstellung von Leben und Tod ist relativ. Der Tod ist für uns so lange erschreckend, als wir uns mit der Persönlichkeit, die wir im Leben gewesen sind, identifizieren. Deshalb empfehle ich Menschen, die Angst vor dem Tod haben, in einer Imagination das Sterben in allen Einzelheiten zu erleben. Diese Vorstellung des eigenen Todes ist oft notwendig, weil wir eine alte und überholte Einstellung oder Identität loslassen müssen. Wenn Menschen sich vorstellen zu sterben, schließen sie meistens die Augen, lösen sich von ihrer momentanen Identität und treten in eine neue Lebensphase ein.
Ich sagte zu Sandy, daß wir unsere Aufgabe darin sähen, ihrem und seinem Prozeß so gut wie möglich zu folgen und ihnen zu helfen, alles, was geschehe, bewußt erfahren zu können. Ich vertraute darauf, daß die Natur alles andere schon selbst tun würde. Sie fragte mich, warum die Krankenhausatmosphäre mich nicht deprimiere. Ich erwiderte, daß meine Erfahrungen mit Menschen mir beigebracht hätten, dem Fluß des Lebens bedingungslos zu vertrauen. Denn was auch immer geschehe, es würde die Menschen weiter bringen, als sie es jemals erwartet hätten. Der Tod sei eine unumstößliche Tatsache. Wir müßten immer wieder sterben, damit Neues entstehen könne. Sandy unterbrach

meine Erörterungen. «Was soll ich jetzt tun?» fragte sie. «Sei kritisch, frage immer wieder und vergiß nicht, anzurufen, wenn du uns brauchst.»

Koma und Wiedergeburt

Die letzte Nacht in Peters Leben war wie ein Wunder. Sie hatte etwas von einer dramatischen religiösen Gipfelerfahrung an sich, wie sie manchen Menschen auch in ihrem alltäglichen Leben widerfährt. Für Peter war dies ein ehrfurchtgebietendes Erwachen zu den tiefen Geheimnissen des Lebens.

Unsere letzte Nacht mit Peter begann ungefähr um acht Uhr abends, als Amy mich vom Krankenhaus aus anrief. Sie hatte Peter besuchen wollen und war dabei einem neuen Arzt vor seinem Zimmer begegnet. Er sagte, daß Peter im Sterben liege und daß niemand sein Zimmer betreten dürfe. Amy rief nach Sandy, die im Zimmer war und sie hereinließ.

Koma

Als ich ankam, hatte Peter die Sauerstoffmaske im Gesicht. Er war komatös, atmete schwer und laut und konnte mit den üblichen Kommunikationsmitteln nicht geweckt werden. Seine Hände waren blau-gräulich, und seine Atmung «rasselte» wegen der Wasseransammlung in der Lunge infolge der Lungenentzündung. Seine Nieren hatten versagt, und sein Körper war aufgedunsen. Seit Stunden hatte er kein Wasser mehr gelassen. Bewegungslos lag er im Bett, während die Schwestern in regelmäßigen Abständen hereinkamen, um technische Einzelheiten zu prüfen.

Sandy, ihre Freundin Helen und Amy saßen zusammen und kümmerten sich umeinander. Peter hatte etwas Mor-

phium erhalten, was in ein paar Stunden wiederholt werden sollte.
Ich setzte mich auf sein Bett und verwandelte mein schmerzliches Mitgefühl in eine intensive Konzentration auf seinen Körper, lauschte auf seine Atmung, befühlte seinen Brustkorb und achtete auf das auffälligste Signal. Die rasselnde und unregelmäßige Atmung war eindeutig das Hauptsignal an die Umgebung.
Obwohl ich die unregelmäßige und geräuschvolle Atmung als Folge seines veränderten Körperzustandes betrachtete, war sie für mich gleichzeitig auch seine einzige Kommunikationsmöglichkeit. Ich ergriff seine Hände und verstärkte und lockerte den leichten Druck meiner Berührung im Rhythmus seiner Ein- und Ausatmung, um herauszufinden und zu spüren, wo er sich befand. Sandy ließ Peters Lieblingsmusik im Kassettenrecorder spielen und erzählte mir, daß er Mendelssohns Oktett deshalb geliebt habe, weil das Unbändige an dieser Musik ihn an sie erinnert habe. Leise sprach ich mit ihm im Rhythmus seiner Atmung. Um seine Antwort verstehen zu können, zählte ich die Atemzüge, beobachtete die Bewegungen einer seiner Augenbrauen, horchte auf die Geräusche aus seiner Lunge und achtete auf den Farbwechsel seiner Wangen und Lippen. Wenn ich mit ihm sprach, brachte ich meine Lippen nah an sein Ohr und beobachtete seine Reaktionen. Ich flüsterte ungefähr folgendes:
«Hallo, Peter, ich bin's, Arny. Da bin ich wieder. Ich werde deine Hand halten und werde jetzt meine Hand auf deine Brust legen. Es ist wichtig, daß du wie bisher Vertrauen hast in alles, was mit dir geschieht. Was auch geschehen möge, es wird uns den Weg zeigen. Es wird unser Führer sein. Hör also nicht auf, nachzuspüren, zu schauen, zu horchen und mit den Gefühlen, Visionen, Tönen und Bewegungen mitzugehen, die du in dir erlebst. Ja, so ist es gut. Das wird uns dahin bringen, wohin wir gehen müssen.»

Als ich sprach, bewegte Peter sich überhaupt nicht, mit Ausnahme der rasselnden, unregelmäßigen Atmung und der leichten Augenbrauenbewegungen in Verbindung mit meinen Worten. Sandy schlief. Amy und ich sprachen miteinander und wechselten uns zwischendurch ab, um mit Peter zu kommunizieren. Die Atmosphäre im Raum war erfüllt von der rasselnden Atmung und von einem Gefühl zunehmender Ehrfurcht und Achtung vor dem Unbekannten.
Als es Zeit war für die nächste Morphiumspritze, weckte ich Sandy und schlug vor, darum zu bitten, daß man es nicht injiziere. Sie bat den Arzt, Peter keine Schmerzmittel mehr zu geben. Aber er bestand darauf, da es ein Gebot der Barmherzigkeit sei. Er sagte, daß er erst neulich etwas Ähnliches mit einem nahen Verwandten durchgemacht habe, der nicht ausreichend Schmerzmittel bekommen habe und ganz elend gestorben sei.
Ich mischte mich ein und meinte, daß er mit seinem Verwandten sicher sehr menschlich umgegangen sei, daß Peter aber keine Schmerzen habe. Vergeblich versuchte ich, ihm klarzumachen, daß ich ganz sicher sei, da ich ja mit Peter über die minimalen, nonverbalen Antworten auf meine Fragen «kommuniziert» hatte[5]. Doch es war umsonst. Ich war müde und erschöpft und unfähig, dies dem Arzt klarzumachen. Wie wahrscheinlich fast jeder in einer so verantwortlichen Stellung, schien er es einfach abzulehnen, mitten in der Nacht die Möglichkeit einer völlig neuen Denkweise in Betracht zu ziehen. Er blieb bei seiner Entscheidung, das Morphium zu injizieren.
Damals dachte ich daran, ein Buch zu schreiben über die Möglichkeiten, ohne chemische Substanzen mit Schmerzen umzugehen, mit Methoden, die das Bewußtsein nicht trüben. Erst wenn diese Methoden nicht helfen, mögen Schmerzmittel die beste Lösung sein. An erster Stelle steht jedoch die bewußte Wahrnehmung, weil nur mit ihrer

Hilfe jeder einzelne selbst bestimmen kann, was geschehen soll.
Seit dieser Nacht habe ich mehr Mitgefühl mit den Menschen, die den Sterbenden medizinischen Beistand geben. Die medizinisch Tätigen sind geschult, Schmerz und Tod so gut wie möglich zu umgehen. Die meisten hatten wahrscheinlich auch kaum Gelegenheit, sich mit den Dimensionen und Prozessen im Bereich des Schmerzes und mit der Bedeutung des Todes, sei es auch nur in der Vorstellung, zu beschäftigen.
Sandy bestand darauf, daß kein Morphium gegeben werden solle. Der Arzt stimmte zu, noch eine halbe Stunde damit zu warten. Der Konflikt mit ihm verursachte eine gespannte Atmosphäre und erschwerte die Arbeit.
Im Flüsterton berichtete ich Peter von dem Konflikt. Ich konnte keinerlei Reaktion bei ihm feststellen und nahm daher an, daß unsere Probleme ihn jetzt nicht interessierten. Aber als der Arzt das nächstemal kam, überzeugte Peter ihn selbst davon, daß er keine Schmerzen habe. Es geschah folgendes:
Gegen 3.30 Uhr am Morgen wurde ich müde und wollte für ein paar Stunden nach Hause gehen, um zu schlafen. Amy war dagegen. Sie meinte, sie könne es nicht erklären, aber sie habe das Gefühl, daß wir bleiben sollten. Da entschloß ich mich, Peter zu fragen, was wir tun sollten. Weiterhin im Rhythmus seiner Atmung sagte ich ruhig und langsam zu ihm, daß er uns stärkere Signale geben müsse, wenn wir bleiben sollten. Ich sagte, daß die winzigen Signale mit den Augenbrauen und die Veränderungen seiner Hautfarbe nicht ausreichten, um mich davon zu überzeugen, daß wir nicht gehen sollten. Ohne ein deutlicheres Signal würde ich nach Hause gehen, um zu schlafen, und würde dann am nächsten Tag wiederkommen.

Auferstehung

Mit einem Schock für uns alle setzte Peter sich plötzlich auf! Ohne jegliche Hilfe kam er aus seiner komatösen Lage heraus, setzte sich kerzengerade auf, drehte seinen Kopf zu mir herum, blinzelte und drehte dann seinen ganzen Oberkörper in meine Richtung. Einen Moment lang blickte er mich an, lehnte sich weiterhin in meine Richtung und sank dann allmählich ganz sachte wieder zurück.

Ich war erschüttert. Ganz schwach konnte ich noch sagen: «Hallo», dann fing ich an zu zittern. Amy und Sandy fielen fast von ihren Stühlen vor Schreck. Nachdem ich mich wieder gefaßt hatte, platzte ich heraus: «O.K., O.K., ich verspreche es! Ich gehe nicht. Ich bleibe die Nacht über da. Ich bin gar nicht mehr müde!»

Als die Schwestern hereinkamen, erzählten wir ihnen, was geschehen war. Eine Schwester blieb stundenlang bei uns und erlebte mit, was geschah. Ärzte kamen vorbei, schauten herein und gingen wieder. Peter setzte sich noch einmal auf. Er wollte leben und sich mitteilen. Er belebte uns so sehr, daß alle Müdigkeit verschwand. Mit seinem Aufrichten hatte er uns «gesagt», daß wir bleiben sollten. Offensichtlich hatte er noch mehr zu tun.

Kurz danach kam er allmählich ganz aus seinem Koma heraus. Er begann die Lippen zu bewegen, und Sandy benetzte sie mit einem feuchten Tuch. Er schaute sie voller Staunen an und rief in ergreifender Weise aus: «Sandy!»

Wir hatten unterschiedliche Geräusche gemacht, um diejenigen aus seiner Lunge zu amplifizieren, und jetzt fing er an, uns mit neuen Geräuschen zu «antworten». Er erwiderte unsere Töne mit ganz ähnlichen, die sich überraschend in ein Singspiel verwandelten! Er bewegte seine Arme im Rhythmus unseres musikalischen Mißklangs, und dann – man stelle sich das vor – dirigierte er uns. Er tat so, als würde er ein Orchester dirigieren!

Peter, Sandy, Amy und ich setzten unser Stöhnen, Ächzen und Singen fort. Es muß inzwischen fünf Uhr morgens geworden sein. Unsere Gesellschaft wurde so laut, daß wir befürchteten, die anderen Patienten zu stören. Glücklicherweise belästigte uns jetzt niemand mehr. Wir waren alle froh, daß wir auf diese neue und unerwartete Art und Weise zusammensein konnten.

Es ist schwer, dem Leser das Zeitgefühl zu vermitteln, das uns ergriffen hatte. Die Dinge, die sich in dieser Nacht zwischen uns allen ereigneten, waren durchwoben von einem geheimnisvollen Sinn, so daß Stunden sich zu Minuten verdichteten. Als es Tag wurde, befanden wir uns mitten in einer ekstatischen Feier des Lebens. Unser Gesang hatte die gespannte und kalte Atmosphäre um Peters Sterben in ein großes Fest verwandelt.

Liebevoll umarmte Peter Sandy. Sie weinten beide und erklärten sich gegenseitig ihre Liebe. Es war so ergreifend, daß wir anderen auch weinten. Ich fragte, ob wir gehen sollten, aber beide baten uns, zu bleiben.

Vision

Peter bewegte sich zwischen wachen und schläfrigen Zuständen hin und her. Einmal gurgelte er und sprudelte folgende Vision hervor.

Peter: «9. Das ist die Zahl. 9.»

Arny: «9. Das ist großartig. 9, 99, 999.»

Peter, aufgeregt: «Arny, ich hab's gefunden. Es. Ich... hab's... gefunden... das Ding... das... ich... immer... gesucht... habe... den... Schlüssel... zum... Leben... den... Schlüssel...»

Arny: «Großartig. Ich hab mich schon gewundert, was du da wohl im Bett machst. Erzähl uns alles über den Schlüssel. Wir müssen das alle wissen.»

Peter: «Der Schlüssel ist... nein... der alte Plan, ja, der neue Plan, der Schlüssel ist... der neue Straßenbahnplan, die Straßenbahnlinien in Zürich.»
Arny: «Ich mag Straßenbahnpläne. Sie sind wichtig. Wenn ich nur mehr darüber wüßte.»
Peter: «Amy und Helen, die zwei Frauen, sind in dem neuen Straßenbahnplan... Mensch, jaa, Mensch! Sie sind Haltestellen.»
Wir standen alle aufgeregt schreiend um sein Bett herum und gingen mit Begeisterung auf seine Vorstellungen ein.
Peter: «Und der Schlüssel ist auch w-o-z-z-i-e.»
Arny: «Großartig, Junge. Du hast den Schlüssel.»
Peter: «Jaa! Jetzt hab' ich ihn gefunden. W-o-z-z-i-e.»
Alle zusammen wiederholten wir das Wort mit ihm und ermutigten ihn, weiterzumachen.
Arny: «Großartiges Wort. Großartiger Straßenbahnplan.»
Peter: «Alles ist in dem Plan. Alles.»
Arny: «Was ist in diesem Plan? Was bedeutet er?»
Peter: «Hmm, hmm. Was bedeutet er?»
Er hörte auf zu singen und wiederholte meine Frage. Ich erkannte, daß kognitive Fragen jetzt nicht angebracht waren.
Arny: «Wie dumm von mir. Laß uns ‹wozzie› singen.»
Peter: «Wozzie war schon hier, bevor du überhaupt mit mir gearbeitet hast.»
Ganz aufgeregt und neugierig standen wir alle um Peters Bett herum.
Zu diesem Zeitpunkt schlief Peter wieder ein, und Amy und ich machten eine Pause und gingen hinunter in das Café, um zu frühstücken. Wir begannen wie wild zu theoretisieren. Was könnte die Bedeutung dieses «wozzie» sein? Wollte er damit sagen: «Wo ist sie?» Oder sagte er damit etwas aus über das Weibliche, über seine Gefühle? Oder könnte es sein, daß er sagen wollte: «Was sie will», weil «wozzie» sich fast so anhörte wie das schweizerdeutsche «wott sie» («will sie»)?

Amy fiel ein, daß Peter gesagt hatte, «wozzie» sei das ursprüngliche Muster gewesen, bevor wir gekommen seien. Außerdem war die Zahl 9 vorangegangen, und in irgendeiner Weise war das Ganze auch mit dem neuen Zürcher Straßenbahnplan verbunden. Warum wurde uns dies alles in Form eines liebevollen und festlichen Gesanges mitgeteilt?

Obwohl wir den Inhalt nicht verstehen konnten, war der Prozeß eindeutig: ein Kind zu sein und zu spielen und zu singen. Wir überlegten, daß die Zahl 9 in Mythen in Verbindung mit Geheimnissen aus anderen Welten vorkommt. Aus Peters Träumen wußten wir auch, daß seine weibliche Empfindungsfähigkeit immer mehr zum Vorschein kam. Der Schlüssel zum Leben war für Peter vielleicht gerade das magische Leben (was man an der Zahl 9 sieht) und die Verbindung zu Menschen (zu sehen am neuen Zürcher Straßenbahnsystem) und zu seinen Gefühlen (Haltestellen waren Helen und Amy). Seine Entdeckung war verbunden mit der Erfahrung von Ewigkeit und einer offenen, ekstatischen und fröhlichen Ausdrucksweise, die naiv war, wie die eines Kindes, und frei von den Hemmungen der Erwachsenen.

Da fiel mir seine frühe Kindheitserinnerung ein, die er mir erzählt hatte, als ich ihn nach einem Kindheitstraum gefragt hatte. Diese früheste Erinnerung war: «An einem Sonntagmorgen lag ich im Bett im Zimmer meiner Eltern. Meine zwei Schwestern kamen herein und sprangen zu mir ins Bett. Was für eine wundervolle Atmosphäre!» Die erste Kindheitserinnerung oder der erste Traum ist gleichsam das Grundmuster unseres persönlichen Mythos. Den Kindheitsmythos in Wirklichkeit zu leben, müßte dann dem neuen Plan entsprechen. Sandys Freundin und Amy wären in seiner Straßenbahnvision die momentanen Verkörperungen seiner Kindheitserinnerung.

Von meiner Arbeit mit Sterbenden weiß ich, daß Menschen, die als klinisch tot betrachtet werden, oft großartige Visionen haben[6]. Diese Visionen enthüllen ihnen Geheimnisse, die sie später häufig vergessen. Warum vergessen wir die magischen Schlüssel?

Die Erfahrung des Todes geht weit über unser gewöhnliches Denken hinaus. Beim Sterben haben wir eine erweiterte Sehweise. Wir sehen unseren Körper von oben, tot auf dem Boden liegen. Es ist, als könnten wir nun endlich zu uns selber sagen: «Da liege ich nun, ein Mensch, der dies oder jenes getan hat. Da liege ich, tot oder sterbend. Und warum eigentlich nicht? Jetzt bin ich hier, mitten in einer so neuen und faszinierenden Erfahrung, und entdecke, was ich schon immer über das Leben wissen wollte.»

Viele dieser Patienten hatten gewaltige Gefühlserfahrungen, in denen sich ihnen Geheimnisse offenbarten. Sie erhielten keinen neuen Lebensplan, der abberufen werden konnte und befolgt werden mußte, sondern ein unbeschreibliches und manchmal sogar inhaltloses, aber freudiges Gefühl der Verbundenheit, das nur gelebt werden kann. Es ist wahrhaftig eines der Geheimnisse des Lebens, dies durch und durch zu erfahren.

Unser Theoretisieren und Meditieren wurde abrupt beendet, als wir auf unsere Uhren schauten. Wir hatten gedacht, uns einige Minuten unterhalten zu haben, aber wir hatten fast eine Stunde lang miteinander gesprochen und uns Notizen gemacht. Wahrscheinlich hatten wir uns in einem veränderten Bewußtseinszustand befunden!

Der Geist in der Flasche

Wir erinnerten uns an Peters Verspieltheit und rannten in den Geschenkladen, der gerade – es war 6.30 Uhr – geöffnet wurde. Dort kauften wir ihm zwei Spielsachen, einen Lastwagen aus Metall und eine kleine Pelzmaus.
Als wir mit dem Spielzeug in seinem Zimmer ankamen, war er im Halbschlaf und hustete. Wir überlegten, ob wir ihn wecken und mit ihm arbeiten oder ob wir ihn schlafen lassen sollten. Da ihn sein Husten sowieso nicht schlafen ließ, arbeiteten wir mit seiner Atmung und husteten mit ihm. Er verzog sein Gesicht beim Husten, und wir versuchten, ihm zu helfen, indem wir solche Grimassen zogen, wie wir sie hinter seinen Signalen und Symptomen vermuteten.
Zuerst husteten wir genauso wie er. Später fügten wir seiner Botschaft noch ein paar zusätzliche Geräusche hinzu. Auch intensivierten wir unser Grimassenschneiden, bis er zurückgrimassierte. Er ging auf unsere Kommunikationsversuche ein und verstärkte unsere geräuschvolle Ausdrucksweise. Als der Lärm und die Grimassen immer mehr zunahmen, verschwand der Husten allmählich und schließlich ganz und verwandelte sich in ein Lied. Er begann zu sprechen und sagte, wie großartig es sei, daß er wieder reden könne.

Die Flasche

Peter, lächelnd: «He, hört mal zu! Das Problem ist, daß die Flasche eben zu klein ist für das innere Leben! Sie ist ein-

fach zu klein. Zweimal dreißig Zentimeter zu klein! Es würde helfen, wenn man sprechen könnte.»
Jetzt bemerkte ich, daß sein Körper massiv angeschwollen war. Seine Nieren hatten versagt, und das auszuscheidende Wasser hatte keine Abflußmöglichkeit. Ich versuchte mir vorzustellen, wie er sich fühlen mußte.
Arny: «Du hast recht! Warum habe ich nicht früher daran gedacht? Dein innerer Geist hat es schwer in dieser kleinen Flasche! Na, ich weiß zwar nicht, was zweimal dreißig Zentimeter bedeuten, aber ich sag dir, die Größe der Flasche ist kein Problem, Peter, wirklich nicht!»
Peter: «Nein?»
Arny: «Nein. Ich weiß, wie man das in Ordnung bringen kann. Wir können nämlich die Flasche oben öffnen und den Geist ein wenig herauslassen.»
Völlig überraschend nahm Peter diesen Vorschlag ganz begeistert auf.
Peter: «Ja, laß uns das tun!»
Arny: «Ich würde diesen Geist furchtbar gern kennenlernen. Laß uns den Korken entfernen.»
Peter: «Wo ist der Korken?»
Arny: «Hmmmm, wo ist er? Wo? Wo könnte er sein?»
Peter überlegte einen Moment und zeigte dann auf seinen Hals.
Peter: «Im Hals natürlich. Ja, klar. Natürlich können wir die Flasche öffnen, Mensch.» Er schrie: «Und dann?»
Arny: «Genau das, was du gerade tust. Schreien und brüllen.»
Peter: «Ja genau. Das ist genau richtig! Toll!»
Dann fing er an, wie verrückt zu schreien. Wir brüllten und schrien lange miteinander, überschritten damit bei weitem die Toleranzgrenze der Krankenhausregeln und freuten uns königlich. Nach fünf Minuten konnte Peter wieder Wasser lassen. Er bat dann um ein paar frische Orangen und ein dunkles Bier.

Peters Nieren begannen wieder zu arbeiten, und es ging ihm besser. Die durch das Nierenversagen bedingte Wasserretention hatte seinem inneren Geist das Gefühl vermittelt, in einer Flasche eingesperrt zu sein. Die Prozeßtheorie sagt uns, daß der Geist in der Flasche das gestaltende Prinzip seines körperlichen Lebens war[7]. Auch physiologisch verhalten sich nichtarbeitende Nieren wie ein Korken für die auszuscheidende Flüssigkeit. Der Hals erinnert an einen Flaschenhals, der wiederum wie ein Korken auf die Atmung wirkt, wenn er eingeengt wird. Das Erlebnis der Entfernung des Korkens durch Schreien war auf eindrucksvolle Weise mit der «Öffnung» der Nieren verbunden. Die Amplifikation körperlicher Botschaften und ihr Vergleich mit Träumen zeigt, daß Träume und Visionen ein Muster für propriozeptive Erfahrungen (vgl. Kapitel «Erläuterungen» zu «Kanal») sind, indem sie Körperverhalten organisieren. Wenn visuelle und Empfindungserfahrungen sich verändern, findet auch im Körper Veränderung statt. Auch bei Peter veränderte sich der Körper, als die Empfindung des Zugekorktseins oder die Vision des Eingeschlossenseins sich durch Öffnung verwandelte. Visionen, Träume und Mythen benutzen unseren Körper wie eine Theaterbühne, auf der die einzelnen Organe die Schauspieler sind.
Offensichtlich war es der Geist in der Flasche, der durch die Lungenentzündung die Rasselgeräusche und durch das Nierenversagen den aufgedunsenen Körper bewirkt hatte. Der Geist wollte frei sein. Das Gefühl der Freiheit, das Peter durch sein Schreien erfuhr, lockerte den Korken und «öffnete» die Nieren. Aber nicht nur der Körper lockerte sich, sondern dieser bisher stille, zurückhaltende und gehemmte Mann schrie, brüllte und bog sich vor Lachen.

Wieder gesund werden

Gegen zehn Uhr morgens brauchte Peter seine Sauerstoffmaske nicht mehr, und die Symptome der Lungenentzündung waren rückläufig. Aus seiner Lunge kamen keine Geräusche mehr, und sein Blutdruck und seine Körpertemperatur waren wieder normal.
Der Arzt, der in der Nacht zuvor Morphium hatte geben wollen, kam zu seiner täglichen Visite.
Peter: «Herr Doktor, schön, Sie zu sehen. Vom medizinischen Standpunkt betrachtet, könnte ich sagen, daß ich wieder vollkommen gesund bin. Meinen Sie nicht auch? Mir geht es großartig, ich habe überhaupt keine Schmerzen und kann frei atmen.»
Der Arzt sah zuerst Peter und dann uns alle ziemlich mißtrauisch an. Er schien von dem, was er sah, beunruhigt zu sein.
Der Arzt: «Ja, aber was hier geschehen ist, kann von der medizinischen Wissenschaft nicht erklärt werden. Wer hat die Sauerstoffmaske weggenommen?»
Sandy: «Mein Mann hat sie sich selbst abgenommen.»
Der Arzt, indem er mich anschaute: «Aber vergessen Sie nicht, daß ich derjenige bin, der für seine medizinische Behandlung zuständig ist!»
Und mit dieser Erklärung verließ er das Zimmer.

Kaspar, der Held

Amy und ich spielten jetzt mit Peter. Wir wollten mit ihm malen, aber er schien keine Lust zu haben. Dann versuchten wir, ihn für die Spielsachen zu interessieren, die wir ihm gekauft hatten. Wir zeigten ihm den Lastwagen. Als er ihn sah, drehte er sich auf die andere Seite. Da stellten wir ihm die kleine Pelzmaus vor. Er wälzte sich im Bett herum, pack-

te sie und drückte sie an sich. Ich nahm sie ihm einen Moment lang wieder weg und sagte: «Peter, das ist eine magische Maus. Sie hat die besondere Eigenschaft, alles zu tun, was ihr Besitzer will.» Peter nahm sie wieder an sich, spielte mit ihr und gab sie mir zurück.
Arny: «Hör zu, kleine Maus, du sollst jetzt alles tun, was Peter von dir will. Und, hör zu – laß uns mal sehen. Du heißt..., dein Name ist..., du sollst heißen...»
Peter: «Kaspar!»
Arny: «Kaspar? Kaspar! Du bist Peters Verbündeter.»
Alle klatschten begeistert. Die Schwester kam, um Peters Temperatur zu kontrollieren, aber Kaspar, die Maus in Peters Händen, mischte sich ein.
Peter (als Kaspar): «Ich tu hier Peters Arbeit. Ich möchte dich begrüßen, liebe Schwester, und dir einen kleinen Kuß hinters Ohr geben. Brauchst dich nicht zu genieren. Komm ein bißchen näher und nimm mich in deine Hände. Vor der Liebe braucht man keine Angst zu haben.»
Die Schwester wurde rot und wußte nicht, wie sie mit dieser unerwarteten und ungewöhnlichen Situation umgehen sollte. Sehr feinfühlig erklärte ihr Peter, daß sie nicht schüchtern zu sein brauche, denn die Maus würde niemals jemanden verletzen.
Dies war der Anfang einer eindrücklichen Liebesszene mit jedem, der zu Peter kam. Die Maus, die nach ihrem ersten Abenteuer auf dieser Welt mutiger geworden war, erkannte die Situation und marschierte tapfer vorwärts, um der zunehmenden Anzahl von Besuchern zu begegnen, die im Zimmer ein- und ausgingen. Das kleine graue pelzige Geschöpf ging hinaus in die Welt, um Verwandten, Krankenschwestern und Ärzten zu begegnen.
Irgendwann, als Amy Kaspar einen Kuß gab, sagte Peter: «He, und ich?» Schüchtern küßte Amy Peter, und Kaspar wurde schließlich beiseite gelegt. Peter übernahm das Umarmen jetzt selbst. Behutsam begegnete Peter den Men-

schen, die in sein Zimmer kamen. Er nahm sie in seine Arme und schaute ihnen liebevoll und tief in die Augen. Sein Zimmer war zu einem heilenden Ort für die Bedürftigen und Erschöpften geworden. Befreit von seiner «erwachsenen» Identität und seiner gesellschaftlichen Stellung wurde Peter so mitfühlend, weise und unschuldig wie das heilige Kind.
Er wandte sich zu Sandy, und sie umarmten sich. Sie sagte zärtlich: «Das ist der schönste Augenblick in meinem Leben.» Peter: «So ist das Leben eigentlich gemeint.»
Mit einem Arm drückte er Helen, Sandys Freundin, an sich, und mit dem anderen umarmte er Sandy. Sein liebevolles Verhalten zeigte uns allen, wie jeder einzelne Mensch auf besondere Art geliebt werden kann, ohne daß auch nur einem etwas weggenommen wird oder Eifersucht entsteht. Mit denselben Armen liebte Peter einen einzelnen Menschen und gleichzeitig die ganze Welt.
Es war jetzt früher Nachmittag. Amy und ich waren 16 Stunden da gewesen. Ich dachte daran, in meine Praxis zurückzugehen. Den Klienten vom Vormittag hatte ich bereits abgesagt. Peter bemerkte meine Erschöpfung und erriet, was ich dachte.
Peter: «Arny, du möchtest in deine Praxis zurückgehen, aber das geht noch nicht.»
Arny: «Aber Peter, ich muß wirklich gehen. Ich muß andere Patienten sehen.»
Peter dachte nach und entschied dann: «Ja. Geh' zurück in deine Praxis.» Er schaute mir intensiv in die Augen, was mir wie eine kleine Ewigkeit erschien. Dann streckte er mir seine Hände entgegen, und wir umarmten uns.
Peter: «So viel ist zwischen uns geschehen, so viel, was man nicht mit Worten sagen kann. Aber wir müssen auch versuchen, es in Worten auszudrücken... Ich liebe dich sehr und bin dir so dankbar. Ich werde weiterhin mit dir und mit dem Arzt an mir selbst arbeiten. Wir werden uns bald wiedersehen. Und... bitte, kümmere dich um Sandy.»

Als wir uns umarmten, weinte ich. Ich murmelte das Lebewohl, so gut ich konnte, und war mir bewußt, daß dies vielleicht das letztemal war, daß ich ihn so sah. Dann ging ich mit Amy weg. Ich fragte mich, wie er wohl an sich selbst weiterarbeiten wolle und auf welche Weise ich mich wohl um Sandy kümmern sollte.
Später erzählte mir Sandy, daß er den übrigen Tag singend, spielend und voller Liebe zugebracht habe. Immer wieder sagte er ihr und den anderen, dies sei der schönste Tag seines Lebens. Sandy meinte, daß sie sich noch nie so nahe gewesen seien.
An diesem Tag regte er sich nicht mehr darüber auf, krank zu sein. Er fühlte sich wieder wohl. Gegen Mitternacht war er müde, bat die Schwester um eine halbe Schlaftablette und schlief ein. Einige Zeit später erwachte er noch einmal kurz und schlief dann zum letztenmal ein.

Abschiedsrituale

Am nächsten Tag erfuhren Amy und ich von Peters Tod. Daraufhin machten wir unsere eigene kleine Zeremonie für ihn. In unserer Vorstellung besuchten wir ihn und sahen ihn bei uns in unserem Wohnzimmer. Wir hatten beide die Vision, daß er als ein sehr einfühlsamer Arzt in das Leben zurückkehren würde. Wir wußten zwar nicht, ob diese Phantasien zu uns oder zu Peter gehörten, und doch fühlten wir uns wesentlich wohler nach diesem persönlichen Ritual.
Einen Tag später besuchten wir Sandy und ihre engsten Freunde zu Hause. Einerseits war Sandy traurig über den Verlust von Peter, andererseits war sie aber auch sehr froh über ihre gemeinsamen Erfahrungen. Ich freute mich, Kaspar – die Maus – in den Händen des ältesten Jungen wiederzusehen, wo sie gut aufgehoben war.
An Peters Beerdigung setzte sich der Pfarrer mit Peters

Gleichgültigkeit gegenüber der organisierten Religion auseinander. Er meinte, daß Gott Peter in Gestalt seiner Sehnsucht nach Leben und Liebe erschienen sei. Das war sicher richtig. Hätten Peters Träume und seine letzten Erfahrungen in die Trauerfeier miteinbezogen werden können, würde der Geistliche gesagt haben, daß es das Geheimnis des Lebens sei, rückhaltlos und aufrichtig zu leben. Sandy, Helen, Amy und ich hatten ein großes Geheimnis miterlebt, und ich fragte mich, ob und wie wir diese unglaublichen Ereignisse mit anderen, die nicht dabeigewesen waren, teilen könnten. Ich dachte an meinen eigenen Tod und an den Tod geliebter Menschen.

Viele Menschen standen traurig an Peters Grab. Seine kleine Tochter warf eine leere Streichholzschachtel, auf die sie ein Schiff gemalt hatte, in die Erde. Ob sie eine Ahnung hatte von der archetypischen Reise der Toten in die andere Welt? Der älteste Junge warf eine Spielzeuguhr hinunter, damit sein Vater mit dieser Welt in Kontakt bleiben könne. Der andere Junge legte den Schild eines Kriegers hinein. Wahrscheinlich würde Peter ihn brauchen, um dem Unbekannten entgegentreten zu können.

Peter hinterließ eine ekstatische Erfahrung und sehr viel noch zu bewältigende Familienarbeit. Sandy geht heute ihrem Interesse an der Psychologie nach und hilft anderen Menschen in schwierigen Übergangsphasen. In den Monaten nach Peters Tod ging sie durch viele Stimmungswechsel hindurch: Sie trauerte über den Verlust von Peter, griff frühere Interessen wieder auf, folgte ihrem eigenen Prozeß des Lernens und Liebens und arbeitete weiter auf der Grundlage, die sie mit Peter geschaffen hatte. Es gäbe noch viel mehr zu erzählen, aber dies ist Sandys eigene Geschichte.

Was ist Tod?

Bevor wir die philosophischen und technischen Aspekte der Arbeit mit Sterbenden besprechen, möchte ich fragen: «War Peters Erfahrung außergewöhnlich? und: Was ist Tod?»
Ein dreißigjähriger Mann, der an AIDS starb, gab mir eine Antwort. Nachdem er aus einem Koma erwacht war, sagte er zu mir: «Sagen Sie den Leuten, daß Prozesse einen Anfang, eine Mitte und ein Ende haben und dann wieder einen neuen Anfang. Sagen Sie das allen Menschen. Und am Ende bekommen wir alle einen Geburtstagskuchen.»
Dieser Mann hatte sich in einem qualvollen Erstarrungszustand befunden. Er war immer scheu und introvertiert gewesen, aber als er aus diesem Zustand herauskam, begann er, mich auf recht eindrucksvolle Weise über den Tod zu belehren. Er sagte: «Jeder trägt den Tod in sich. Jeder braucht ihn. In der Nähe des Todes haben wir alle die gleichen Möglichkeiten. Wir alle haben die Gelegenheit, ganz wir selbst zu werden.»

Persönliche Mythen

Was bedeutet es, ganz wir selbst zu werden? Nach meiner Erfahrung bedeutet es, daß wir unseren persönlichen Mythos vollständig leben. Peters Kindheitserinnerung an seine beiden Schwestern, die am Sonntagmorgen im Bett mit ihm spielten, war ein mythisches Gestaltmuster. Am Ende seines Lebens saß er mit Helen und Sandy im Bett. So können wir

in seiner Kindheitserinnerung das Muster für seinen Sterbeprozeß sehen.
Ein Mann, der an amyotrophischer Lateralsklerose starb, einer fortschreitenden Rückenmarkserkrankung, die durch Lähmungen und Muskelschwund gekennzeichnet ist, hatte einen Kindheitstraum von einem sonnigen Raum. Als wir miteinander arbeiteten, unterbrach er den Kampf gegen seine Symptome gerade so lange, daß er sie fühlen konnte. Als er schließlich ein Bild aus diesen Gefühlen machen konnte, hatte er die Vision eines warmherzigen, entspannten und lächelnden Buddha. Da erinnerte er sich an den sonnigen Raum, von dem er als Kind geträumt hatte.
Er war ein sehr extravertierter, körperlich aktiver Mensch gewesen und hatte Sport im Freien sehr geschätzt. Jetzt, im Spätstadium seiner Erkrankung, befand er sich mitten in einem meditativen, stillen Prozeß. Und so fühlte er sich ermutigt durch das, was geschah. Sein wunderschöner Kindheitstraum hatte sich wiederholt. In einem Zustand tiefer Entspannung arbeitete er an sich, und sein emotionales und körperliches Befinden besserten sich.
Eine Schlußfolgerung, die wir ziehen können, ist, daß «tödliche Krankheiten» und auch der Tod selbst persönliche Mythen sind, die versuchen, sich zu verwirklichen.

Der Tod als Teil des Lebens

Der Tod ist eine ganz persönliche Erfahrung, die für jeden Menschen verschieden ist. Immer wenn wir daran denken, daß wir sterben, sei es in der Phantasie, aus einem Wunsch heraus oder aus Angst vor einem bestehenden Leiden, versuchen wir, uns im Sterben zu üben.
Sterben kann eine gesunde Erfahrung sein. Man muß es sich nur vorstellen. Unser So-Sein muß sterben. Unsere Identität möchte und sollte immer wieder sterben. Wenn sie zu starr

wird, wenn wir nicht mehr wachsen oder wenn etwas Neues sich ereignen will, stirbt unser altes Ich. Auf jeder Stufe unseres Lebens bedeutet Tod daher raschen Wandel, Wachstum und Transformation der Identität.

Um den Tod kennenzulernen, müssen wir sterben. Ich denke, wir sollten dies in Form einer Meditation tun, ganz besonders dann, wenn wir ihn fürchten. Warten Sie nicht auf das Sterben, tun Sie es jetzt. Legen Sie sich hin und «sterben». Nehmen Sie wahr, was zu Ende geht und was neu entstehen will.

Dem Tod entgegentreten

Viele Therapeuten ermutigen ihre sterbenden Patienten, der Wirklichkeit des Todes ins Auge zu sehen, selbst dann, wenn der Patient dies anscheinend gar nicht will. Moderne Therapeuten machen ein Programm daraus, dem Tod zu begegnen; zum Teil deshalb, weil seine Existenz so lange verleugnet worden ist.

Ein offener oder «Anfänger»-Geist folgt den Geschehnissen, wie sie sich ereignen, und gibt keine Ratschläge. Auch Peter «akzeptierte» den Tod nicht. Wenige Tage bevor er starb, war es sein Prozeß, gegen den Tod anzukämpfen. Erinnern Sie sich an seinen Aufschrei: «Scheiß-Leukämie!» Noch Stunden vor seinem Tod fühlte er sich wohl und glaubte, daß er gesund werden würde. Wie viele Menschen konnte er den Tod nicht annehmen, weil er in gewisser Weise tatsächlich nicht starb. Was wir Tod nennen, war für ihn ein Teil des Lebens. Für ihn bedeutete der Tod, zu leben und offen zu sein für das Leben und die Liebe.

Die meisten Menschen vergessen den Tod, wenn er nahe ist. So wird von dem russischen Schriftsteller Tschechow erzählt, daß er bei seinem letzten Atemzug Champagner getrunken habe. Und C.G. Jung ließ kurz vor seinem Tod die beste Flasche Wein aus dem Keller holen. In der Nähe des

Todes dauert die Existenz an, und der Tod erscheint unwichtig. Die Menschen leben weiter. Kommt das daher, weil das Leben dann am erfülltesten ist, wenn der Geist frei ist? So könnte es sein, daß die Menschen der Wirklichkeit ihres Todes nicht nur deshalb ausweichen, weil sie nicht sterben wollen, sondern weil ein Teil von ihnen gerade zu leben beginnt und nicht sterben wird. Ein Teil ihrer Identität ist nicht verbunden mit Raum und Zeit. Stunden vor seinem Tod sagte Peter, daß er weiterhin mit mir arbeiten würde, aber er bat mich auch, mich um Sandy zu kümmern. Peter erlebte einen Teil seiner Persönlichkeit als sterbend und einen anderen Teil als weiterlebend.
Der Begriff «Tod» schließt einen neuen Prozeß in sich. Das bedeutet, daß wir unsere gegenwärtige Situation so gut wie möglich in Ordnung bringen und uns dem Prozeß stellen sollen, der sich ereignen will.

Todesträume

Wir sollten zurückhaltend sein, bestimmte Träume als Hinweis auf den Tod zu interpretieren. Da ich mir über die Bedeutung des Todes nicht im klaren bin, finde ich ihn auch nicht in Träumen. Ein Mann, der an Krebs starb, träumte einen Monat vor seinem Tod, daß «die fünf tibetischen Punkte in meiner Lunge für immer leben werden, obwohl mein übriger Körper sterben wird».
In Tibet ist der Tod nur ein Zustand inmitten eines laufenden Prozesses von Leben, Tod und wieder Leben, von einem Körper zu einem anderen. Der Traum dieses Mannes zeigt, daß der Teil von ihm, der sich in seinem Atmungsbereich befindet (ähnlich dem «Geist in der Flasche» von Peter), ewig leben wird. Ein anderer Teil dagegen (die Flasche selbst) wird in Vergessenheit geraten.
Ein siebzigjähriger Mann träumte: «Ich bin auf meiner eige-

nen Beerdigung. Ich versuche, mit meinen Freunden zu sprechen, aber sie sind von meinem toten Körper im Sarg fasziniert.» Wir könnten meinen, dieser Traum bedeute, daß das Leben nach dem Tod weitergeht. Das könnte durchaus möglich sein. Aus meiner Erfahrung jedoch weist solch ein Traum nicht einmal darauf hin, daß der Träumer bald sterben wird. Der siebzigjährige Mann lebte noch zwölf Jahre nach diesem Traum! So deutete der Traum darauf hin, daß der Träumer beunruhigt war über den Tod seiner vertrauten Persönlichkeit, das Ende seiner Karriere und den damit verbundenen Verlust seiner Freunde. Immer wenn sich in uns ein großer Wandel vollzieht, sterben wir, und so ändern sich auch unsere Freunde.
Der Tod ist eine Vorstellung, die wir dann brauchen, wenn wir bereit sind, etwas zu vollenden oder uns von etwas zu lösen. Ist dies geschehen, wird es bedeutungslos sein, ob wir physisch sterben oder nicht.

Warum ist Sterben so einsam?

Menschen in der Nähe des Todes wissen um die Bedeutung menschlicher Wärme. In dem oben beschriebenen Traum sind die Freunde unfähig, mit dem alten Mann in seinem veränderten Bewußtseinszustand in Verbindung zu treten. Der Hinweis auf seinen «Körper in dem Sarg» ist die Beschreibung eines veränderten Bewußtseinszustandes, einer Identität, die sich von dem «normalen», arbeitenden Menschen unterscheidet. Der Mann hatte nie ein richtiges Verhältnis zu sich selbst gehabt, wenn er nicht arbeitete oder die üblichen Beziehungen pflegte. Er hatte nie jemanden darum gebeten, sich um ihn zu kümmern, wenn er krank, schläfrig oder betrunken war. Deshalb fühlte er sich in diesen unüblichen und veränderten Bewußtseinszuständen verlassen und war es auch.

Die meisten von uns unterdrücken Zustände, die mit unserer allgemein anerkannten Identität nicht übereinstimmen. Daher wollen wir auch nicht, daß andere mit unseren dunkelsten Persönlichkeitsanteilen und unseren trance- und komaähnlichen Zuständen in Verbindung treten. Dies ist einer der Gründe, weshalb selbst sehr extravertierte Menschen sich einsam fühlen. Ein Teil ihrer Persönlichkeit ist ihnen selbst unbekannt und wird auch in den Kontakt zu anderen nicht miteinbezogen.
Wir müssen lernen, wie wir die Menschen, die wir lieben, an unseren veränderten Bewußtseinszuständen teilhaben lassen können. Tun wir es nicht, werden wir uns am Ende unseres Lebens einsamer fühlen als je zuvor.

Angst und Vorbereitung

Unsere Angst, daß das Sterben eine Katastrophe und ein Alptraum sein wird, ist hauptsächlich auf unsere nicht verarbeiteten Gefühle und Traumfiguren zurückzuführen. Mit den Ungeheuern, vor denen wir uns am meisten fürchten, können wir auch während des Lebens umgehen, indem wir mit unseren Träumen und Körpersymptomen arbeiten. Wir sollten alle unsere Teile, die Engel wie die Teufel, kennenlernen und nicht auf das Lebensende warten, um erst dann unsere außergewöhnlichen und unberechenbaren Anlagen zu entdecken.
Die intensive Arbeit an sich selbst sollte allerdings auch nicht zum dogmatischen Programm werden. Bewußtsein ist nicht die einzige Möglichkeit, um schwierige Erfahrungen, einen schmerzvollen Tod oder Leiden zu verhindern. Die Vorbereitung auf den Tod kann sich auch ganz spontan in den letzten Augenblicken des Lebens ergeben, wie dies bei Peter der Fall war. Selbst wenn wir, wie Peter, gar nicht an uns arbeiten und auch nicht an Psychologie interessiert

sind, werden wir, wenn es nötig ist und wir entsprechend unterstützt werden, unseren eigenen Prozeß finden und ihm folgen können. Mir scheint, daß die meisten Menschen dafür eine angeborene Begabung haben.

Der Tod als spiritueller Weg

In Indien geht ein Mensch, der sich auf einen spirituellen Weg begibt, durch ein Todes- und Bestattungsritual hindurch, das ihn von seiner Familie loslöst. Für die Familie wird er symbolisch zu einem Toten. Der physische Tod vieler Menschen könnte damit zusammenhängen, daß sie sich nur auf diese Weise aus bestimmten persönlichen Beziehungen lösen können. Der Tod kann eine feierliche Trennung von unseren engsten Freunden, ein Weg der Befreiung aus der «Flasche» der Konventionen und Weltanschauungen sein, die wir um uns errichtet haben.
Deshalb ist «Tod» eine brauchbare Vorstellung für unser tägliches Leben, unsere Existenz in diesem Körper und für eine bestimmte kulturelle Definition des Menschseins. «Tod» ist eine Kartesianische, Newtonsche und mechanische Vorstellung, die nicht nur die Vernichtung des Körpers, sondern auch die Loslösung von unserer alten Identität beinhaltet.

Trauer

Für die Lebenden scheint der Tod oft problematischer zu sein als für die Sterbenden. Unsere Gefühle für die Sterbenden sind intensiv und vielfältig und können sich von einem Augenblick zum anderen radikal ändern. Manche Menschen lehnen es ab, zu trauern. Andere brauchen nicht zu trauern – sie sollen sich ihren eigenen Lebensaufgaben zuwenden. Wieder andere trauern unendlich lange und durch-

leiden in aller Tiefe den Schmerz, die Verbindung zu einem geliebten Menschen verloren zu haben.
Sehr viel Trauer und Leiden kann auch durch ungelöste Beziehungsprobleme mit den Verstorbenen hervorgerufen werden. Meistens bleiben wir in einer bestimmten Art und Weise der Beziehung mit ihnen stecken und gelangen nicht zu den tieferen und ewigen Bereichen unserer Verbindung. So sind wir durch unsere alten Beziehungen gebunden. Wir können die Verstorbenen nicht loslassen und sind traurig oder verärgert, weil wir das kostbare Etwas, das wir mit ihnen erfahren wollten, nicht gefunden haben.
Es kann auch sein, daß wir trauern, weil wir erkennen, daß auch wir sterben müssen. Und wir trauern, weil wir sehen, daß wir nicht so leben, wie wir leben sollten. Ständig schieben wir unser eigentliches Leben vor uns her.
Die Trauer, die wir empfinden, wenn ein befreundeter oder geliebter Mensch sich in einem Koma befindet, hängt wahrscheinlich mit unserer Unfähigkeit zur Kommunikation mit diesem Menschen zusammen. Wir stellen uns vor, daß ein Sterbender im Koma viel Leid erduldet und sich in einem Chaos befindet. Aber eigentlich wissen wir gar nichts von dem, was sich tatsächlich ereignet. Folglich müssen wir lernen, wie man mit Menschen in veränderten Bewußtseinszuständen umgehen kann. Für diese Dimension einer Beziehung gibt es keinen Ersatz.
Trauer kann oft dadurch gelindert werden, daß wir uns mit dem Verstorbenen so verbunden fühlen, als sei er ein Teil von uns selbst. Die Vorstellung, daß er uns verlassen hat und unerreichbar ist, hält diesen Teil von uns fern und bewirkt, daß wir innerlich gespalten sind. Uns Zurückbleibenden geht es schlecht, weil wir die anderen hier und jetzt nicht mehr sehen können. Das fordert uns heraus, mehr über unseren eigenen Tod zu erfahren und auch darüber, was sterben und was leben sollte. Dadurch werden auch unsere geliebten Sterbenden entlastet. Wenn wir uns mit unse-

ren Projektionen auf die Toten und Sterbenden, mit unserem eigenen unsterblichen Selbst und der Ewigkeit verbinden können, kann unsere Trauer zum Teil erleichtert werden. Meine Trauer um Peter ließ nach, als ich entdeckte, daß er ein Teil von mir war, der Wachsamkeit und Liebe beanspruchte.

THEORIE UND
PRAKTISCHE ÜBUNGEN

Veränderte Bewußtseinszustände und Koma

Ein grundlegender Gedanke dieses Buches ist, daß es mächtige, dramatische und bedeutungsvolle Geschehnisse gibt, die in komatösen Zuständen zur Entfaltung kommen wollen. Ein Grund für die Wucht der Geschehnisse in einem Koma ist sicherlich der innewohnende Drang nach Selbsterkenntnis, der Menschen wie Peter und John erfüllt hat. Mir scheint, daß wir alle von diesem Drang erfüllt sind.

Auch die Arbeitsweise jedes einzelnen Therapeuten wird die Entfaltung solcher Tranceprozesse entweder unterstützen oder hemmen. Ganz besonders aber sind Glaubensinhalte, erlebte Erfahrungen und Übung ausschlaggebend dafür, wie tiefgreifend und umfassend wir den Menschen in Todesnähe helfen können, unterzutauchen und mit neuem Leben zurückzukehren.

So soll der zweite Teil des Buches uns lehren, wie wir mit Menschen in veränderten Bewußtseinszuständen oder in einem Koma arbeiten können und wie wir die ungewöhnlichen Erfahrungen, die wir dabei machen, verstehen können.

Paradigmen im Hintergrund

Hinter meiner Arbeit steht als Hauptidee eine Mischung aus wissenschaftlichem Realismus, phänomenologischer Achtung vor individuellen Erfahrungen und der Ahnung, daß alles, was geschieht, den Keim der Ganzheit in sich trägt[8].

Dieser Glaube macht mich zu einem modernen Alchemi-

sten. Während die alten Alchemisten Erz in Gold verwandeln wollten, ist die Materie, mit der ich arbeite, die Wahrnehmung des Klienten. Ich konzentriere mich weniger auf den Inhalt des Gesagten als auf die emotionale und geistige Ausstrahlung oder Energie eines Menschen.
Wie alle Alchemisten bin ich ein spiritueller Mensch und habe Vertrauen in die Natur. Die vielen Menschen, die ich in extremen Bewußtseinszuständen erlebt habe, haben mir gezeigt, daß sich in den unmöglichsten und unsinnigsten Gegebenheiten etwas Wunderbares verbirgt. Ich sehe in der menschlichen Natur etwas Göttliches, denn selbst in einem vollständig verworrenen Chaos können wir einen schöpferischen Keim finden. Meine Erfahrung zeigt mir, daß Interventionen, die bei bestimmten Menschen in bestimmten Situationen erforderlich sind, sich immer in den gerade sich ereignenden Prozessen finden lassen. Indem wir den gesamten Prozeß amplifizieren und mit unseren Wahrnehmungen arbeiten, können wir den Menschen dabei helfen, die Gefühle, die Einsichten und die Erleichterung zu finden, die sie suchen. Um diese Interventionen finden zu können, müssen wir fähig sein, das, was wir wahrnehmen, zu differenzieren.

Prozeßstruktur und veränderte Bewußtseinszustände

Die Prozeßtheorie versucht, die Geschehnisse in neutralen Begriffen zu erfassen, und unterteilt sie daher nicht in Materie und Psyche, Geist und Körper, Bewußtes und Unbewußtes. So kann dieselbe Theorie mit dem ihr zugehörigen «Werkzeug» bei einer Vielzahl psychogen erscheinender Zustände angewandt werden, unabhängig davon, ob sie auf stoffwechselbedingte oder organische Gehirnveränderungen zurückzuführen sind. Prozeßarbeit in alltäglichen Situationen zu erlernen, ist nützlich für die Arbeit mit Sterbenden. Umgekehrt ist die Arbeit mit Sterbenden eine hervor-

ragende Grundlage für das Verständnis normaler Bewußtseinszustände. Die Zustände, die Sterbende durchmachen, ähneln jenen, denen wir in der alltäglichen Prozeßarbeit begegnen. Sie unterscheiden sich nur durch ihre Eindringlichkeit und in dem, was uns wie ein Wunder erscheint. Mir scheint, daß in einem Koma nichts anderes geschieht als das, was sich jederzeit bei allen Menschen ereignen will.
Dennoch unterscheiden sich komatöse Zustände in besonderer Weise von anderen Bewußtseinszuständen. Koma ist die ausgeprägteste Form der Bewußtlosigkeit. Wenn Bewußtheit sich an einem Ende des Wahrnehmungsspektrums befindet, ist Koma am anderen Ende zu finden. Dazwischen liegen die vielen Formen veränderter Bewußtseinszustände. Koma ist eine Extremform des Lebens, aus der ein Mensch fast nie herausgeholt werden kann, um auf schädliche Einflüsse reagieren zu können. Dennoch können, wie wir gesehen haben, besondere Kommunikationsformen diese dunklen Lebensbereiche aufhellen.
Komatöse Zustände unterscheiden sich von psychogenen Störungen, wie z.B. der Katatonie (= Form der Schizophrenie) darin, daß sie fast immer mit organischen Veränderungen oder Stoffwechselstörungen des Gehirns verbunden sind[9]. Prozeßarbeit mit komatösen Zuständen bedeutet zunächst, daß mögliche Ursachen, die zu einem Koma geführt haben, wie Über- oder Unterzuckerung oder Sauerstoffmangel, beseitigt werden. Erst nach einer eventuell nötigen medizinischen Behandlung können wir uns auf Auffälligkeiten im Verhalten konzentrieren[10].

Koma und Trancezustände

Alle Bewußtseinszustände, die sich von unseren alltäglichen Bewußtseinszuständen unterscheiden, wollen wir *veränderte Bewußtseinszustände* nennen[11].

Während *normaler Bewußtseinszustände* sind die Menschen fähig, auf verbale oder nonverbale Fragen zu reagieren und sich über die Alltagswirklichkeit zu unterhalten, die im allgemeinen jeden interessiert. In *veränderten Bewußtseinszuständen,* wie solchen, denen wir bei Sterbeprozessen begegnen, erhalten wir keine oder kaum eine Reaktion auf Fragen der Alltagswirklichkeit. Die Betroffenen können diese Zustände nicht beliebig herbeiführen oder beenden. Sie erscheinen abwesend, ihr Erinnerungsvermögen kann gestört sein, und normalerweise haben sie kaum eine Orientierung in Zeit und Raum. Die Dauer solcher Zustände hängt zu einem großem Ausmaß von unserer Fähigkeit ab, mit den Betroffenen zu kommunizieren.

Nehmen wir an, daß die *allgemeine Wirklichkeit* die Welt ist, die als allgemeingültig anerkannt ist. Das ist die Welt, unser alltägliches Leben, mit dem wir uns identifizieren. In dieser Welt sind wir fähig, mehr oder weniger spontan verbal oder nonverbal zu reagieren. In diesem Zustand zeigen wir ein gewisses Interesse an der übrigen Welt. So können wir sagen, daß Peter sich in einem normalen Bewußtseinszustand befand, als er mich an seinem letzten Lebenstag nach Hause gehen ließ und mich bat, daß ich mich um seine Frau kümmern solle.

Vierteltrancezustände sind Zustände, in denen eine Reaktion auf Mitteilungen leicht verzögert oder unbezogen ist. Wir befinden uns also in Vierteltrancezuständen, wenn wir schläfrig oder innerlich mit etwas anderem beschäftigt sind. Die meisten von uns befinden sich in Vierteltrance, wenn sie mit anderen in Beziehung treten, ohne es eigentlich zu wollen.

In *halben Trancezuständen* ist eine Reaktion auf Kommunikation stark verzögert oder sehr unbezogen auf den Reiz. Trotzdem haben wir noch ein Gefühl der Verbindung zum Gegenüber. Wenn wir schreiben oder sehr stark nach innen gerichtet sind, sind wir meistens in Halbtrance in bezug auf die Außenwelt. Halbe Trancezustände können, wenn nötig, beendet werden. Sie treten oft dann auf, wenn wir zuhören, ohne innerlich beteiligt zu sein. Unser Blick wird dann starr und geht in die Ferne.

Dreivierteltrancezustände werden auch als Semikoma bezeichnet und scheinen mit organischen Veränderungen verbunden zu sein. In diesem Zustand befinden sich die Betroffenen zwischen halben und vollen Trancezuständen, und sie scheinen unfähig zu sein, willentlich aus einem solchen Zustand wieder herauszukommen. Er tritt gewöhnlich bei Menschen auf, die aus einem Koma erwachen oder die sich zwischen Schlafen und Wachen hin- und herbewegen. Der Unterschied zwischen einem Dreivierteltrancezustand und leichteren Trancezuständen besteht darin, daß wir im ersteren erhebliche Schwierigkeiten haben, uns auszudrücken, besonders im Alltagsbereich. Andere Menschen können nur sehr schwer mit uns Kontakt aufnehmen.

Vollständige Trance- oder komatöse Zustände sind sehr tiefgreifend und zeichnen sich durch totale Bewußtlosigkeit aus. Hier ist eine Reaktion auf irgendwelche verbalen oder nonverbalen Kontaktversuche nicht mehr möglich. Wenn wir einen Menschen, der sich im Koma befindet, anschreien oder kneifen, werden wir keine adäquate Reaktion erhalten.

Erste Übung

Damit Sie Trancezustände durch Erfahrung kennenlernen können, möchte ich Sie auffordern, folgende Übung zu versuchen. Sie kann allein oder zusammen mit einer anderen Person ausgeführt werden.

Wenn Sie allein arbeiten, üben Sie so, daß Sie eine Folge von Bildern in sich entstehen lassen. Stellen Sie sich vor, Sie liegen in einem tiefen Trancezustand oder in einem Koma, aus dem Sie nur schwer erweckt werden können. Sich in eine Trance hineinzubegeben, ist leicht; genauso leicht ist es, wieder herauszukommen, wenn Sie sich selbst vorher sagen, daß Sie innerhalb von drei Minuten wieder wach sein müssen. Trancezustände befinden sich immer etwas unterhalb unserer Bewußtseinsschwelle und warten auf uns. Wir können sie immer wieder spüren.

Wenn Sie mit einem Partner arbeiten, sollte er neben Ihnen sitzen und einfach Ihre Hand halten. Achten Sie beide auf die Art der Erfahrungen, die Sie machen. Es ist wichtig, daß der Partner Bescheid sagt, wenn die drei Minuten vorüber sind. Wenn Sie allein arbeiten, ist die Übung nach drei Minuten beendet. Arbeiten Sie mit einem Partner, tauschen Sie die Rollen, ohne zu sprechen und führen dieselbe Übung jetzt umgekehrt durch. Dann tauschen Sie Ihre Erfahrungen aus.

Viele Menschen, die diese Übung durchgeführt haben, waren überrascht, wie angenehm es sein kann, sich in einem tiefen Trancezustand zu befinden, wenn ein anderer Mensch dabei ist. Andere fühlten sich sehr einsam beim Hineingehen in diesen Zustand, da der Begleiter keinerlei Zugang zu diesem Zustand zu haben schien. Einige der Begleitpersonen fühlten den Abstand zwischen sich und denjenigen in Trance, und andere waren enttäuscht über ihre Unfähigkeit, dem Betroffenen wirklich beizustehen. Die Betroffenen wiederum waren frustriert, entdecken zu müssen, wie ungenügend eine bloße Begleitung ist. Solche unterschiedlichen Erfahrungen sind das Ziel dieser Übung.

Den meisten Berufstätigen im Pflegebereich fällt es schwer, sich in die Welt des Patienten zu begeben. Nur nett zu sein, ist nicht immer ausreichend. Wenn wir einmal gelernt haben, mit Menschen im Koma zu arbeiten, wird unsere zunehmende Empfindungsfähigkeit uns zeigen, wie gefühllos bloße Pflege und Obhut manchmal sein können! Der gewöhnliche Helfer geht mit dem komatösen Patienten um wie mit einem schwerkranken und völlig hilflosen Menschen – und sieht nicht das geistig-körperliche Wesen, das sich mitten in einer intensiven Arbeit an sich selbst befindet. Da wir mit unseren eigenen täglichen veränderten Bewußtseinszuständen ziemlich achtlos umgehen, neigen wir auch dazu, sie bei anderen zu übersehen. Die Vernachlässigung unserer tiefsten inneren Erfahrungen macht uns einsam. Solche Gefühllosigkeit kann uns in einen frühen Tod oder in einen komatösen Zustand treiben, in dem wir uns, nicht mehr gestört durch unsere «alltägliche» Gleichgültigkeit, in Ruhe der Erfahrung unserer Ganzheit zuwenden können.

Koma ist also ein Trancezustand, aus dem der Betroffene nur schwer herausgeholt werden kann. In einem Koma ist die Atmung gestört. Sie ist gewöhnlich geräuschvoll, weil der Zungengrund zurücksinkt. Ein komatöser Zustand ist meistens auf einen Schlaganfall, auf Hirnblutungen durch traumatische oder andere Ursachen oder, besonders bei Kindern, auf sehr hohes Fieber zurückzuführen. Auch Hirntumoren, Hirn- oder Hirnhautentzündungen, zu hoher oder zu niedriger Blutzuckerspiegel beim Diabetes mellitus, Nierenversagen, Alkoholismus, Opiat-, Kohlenmonoxyd- und andere Vergiftungen können zu einem Koma führen.

Gehirn und Geist

Es gibt keine einfache Verbindung zwischen einem organischen Hirnschaden und der Tiefe eines Komas, weil nicht jeder Mensch mit einem solchen organischen Schaden sich in derselben Tiefe einer Trance befindet. Vielmehr bestimmen psychologische Gesichtspunkte, wie die Prozesse sich bei organischen Veränderungen entwickeln. Gehirn und Geist sind nicht dasselbe. Ein möglicher Vergleich, den man auf viele Menschen mit organischen Hirnschäden anwenden könnte, wäre, daß das Gehirn wie ein Fernsehgerät und

der Geist wie die Sendestation funktioniert. Ein Defekt am Gerät bedeutet, daß weder Ton noch Bild erscheinen, obwohl die Sendestation (der Geist) arbeitet.
Die Geschichte von Dan ist ein gutes Beispiel für diesen Vergleich. Nach einem schweren Schlaganfall war er vollständig gelähmt; nur sein verkrampfter linker Arm bewegte sich schüttelnd. Als wir die Bewegung dieses Armes amplifizierten (diese Bewegungsarbeit wird im einzelnen noch näher beschrieben werden), hellte sich sein Koma auf, indem er mit Augenbewegungen und Grimassen auf unsere Interventionen reagierte. So zeigte er uns, daß sich eine Menge in ihm ereignete, obwohl er sich nicht adäquat ausdrücken konnte.

Koma vigile

In einem «Koma vigile» bleiben ein Auge oder beide Augen geöffnet, mit minimaler oder nicht erkennbarer Reaktion auf äußere Reize. Es tritt auf bei einem akuten organischen Hirnsyndrom, das mit schweren Hirntraumen oder schweren Hirninfektionen verbunden ist.
Ron z.B. war nach einer Hirnoperation, die wegen einer Hirnblutung nach einem Sturz im Verlauf eines Trinkgelages durchgeführt werden mußte, völlig gelähmt. Ein in Prozeßarbeit ungeübter medizinischer Beobachter hätte keinerlei Reaktionen auf irgendwelche äußeren Reize erkennen können. Eines seiner Augen war geöffnet und reagierte anfangs überhaupt nicht auf das, was sich vor ihm abspielte. Als wir anfingen zu amplifizieren und seiner geräuschvollen Atmung nachgingen, begann sein Auge den Ereignissen in der Umgebung zu folgen. Auch sein Atemrhythmus änderte sich als Antwort auf unseren Vorschlag, beide Augen zu schließen und ruhig zu schlafen, wenn ihm das gut täte.
Menschen in vegetativen Dauerzuständen werden als Kranke mit einem schweren Hirnschaden oder als «Hirntote» be-

zeichnet[12]. Ihre Lebensbedingungen sind zurzeit Gegenstand einer intensiven Kontroverse. Soll man sie am Leben erhalten? Diese Überlegungen werden im Kapitel «Hirntod und Ethik des Sterbens» im einzelnen besprochen. Im Moment muß ich diese Frage ganz einfach mit «ja» beantworten. Ich möchte aufzeigen, daß man Menschen, die noch atmen, die Möglichkeit geben sollte, weiterzuleben. Allerdings müssen wir lernen, Kontakt mit ihnen aufzunehmen, und ihnen damit die Chance geben, selbst über Leben und Tod zu entscheiden.

Die Arbeit mit Menschen im Koma

Die Arbeit mit komatösen Menschen kann man als besonders subtile Kommunikationsweise betrachten. Getragen von einer tiefen Beziehung, lernt der Patient mit Hilfe des Therapeuten, wie er mit sich selbst arbeiten und kommunizieren kann. Wir helfen den Betroffenen zu reflektieren, zu meditieren und die Erfahrungen der veränderten Bewußtseinszustände so zu werten, daß sie selbstheilend und klärend wirken können. Auf diese Weise können wir das, was wir in der Arbeit mit komatösen Menschen lernen, auch in all unseren Beziehungen anwenden. Bisher haben die Hauptströmungen der Psychologie sich hauptsächlich darauf konzentriert, veränderte Bewußtseinszustände zu verstehen. Wir müssen jetzt das Werkzeug entwickeln, uns in diese Zustände hineinzubegeben, mit den Betroffenen zu kommunizieren und wieder herauszukommen. Ist bei komatösen und tranceartigen Zuständen keine Hilfe gegeben, damit sie sich entfalten können, werden sie die Wahrnehmung in einer Art von Leere einfrieren, die manche Patienten als «Black-out» beschrieben haben.

Befreiung vom Rad des Lebens: Ethik des Sterbens

Einer meiner Patienten erzählte mir, nachdem er aus einem Koma erwacht war, daß er ein riesiges, sich drehendes Rad gesehen habe, an das er festgebunden gewesen sei. Dieses Bild erinnert an das tibetische Lebensrad, das unser tägliches Leben, die Zwänge und das Verhaftetsein symbolisiert.

Für mich ist Psychologie ein Weg, sich einen Augenblick lang von diesem Rad zu befreien, um seinen inneren Standort zu entdecken und sich bewußt und wach zu entscheiden, ob man auf dieses Rad zurückkehren will oder nicht. Wenn wir unser Bewußtsein anwenden, können wir mit dem, was uns zustößt, prozeßorientiert arbeiten. Andernfalls bleiben wir passive unbewußte Zeugen unseres Schicksals.
Prozeßarbeit mit Sterbenden erzeugt in uns eine Haltung, die ich als Ethik des Sterbens bezeichnet habe. Diese Ethik stellt sowohl einen philosophischen Standpunkt als auch eine praktische Methode dar, wie man sich vom Rad des Lebens befreien und seine eigenen Entscheidungen im Hinblick auf das Leben treffen kann – Entscheidungen, die sonst von anderen getroffen werden würden. Um eine Ethik des Sterbens zu verwirklichen, müssen wir das erforderliche Bewußtsein entwickeln, um prozeßorientiert mit unseren Erfahrungen arbeiten und über das Schicksal des Körpers entscheiden zu können.

Übungen

Bis heute sind für mich Studium und praktische Übungen die besten Methoden, um prozeßorientiert mit Trancezuständen arbeiten zu lernen. Die folgende Übung entwickelt einige Hilfsmittel, die wir für unsere Arbeit brauchen. Lesen Sie zuerst die gesamte Übung, bevor Sie sie durchführen. Wenn Sie sich dabei unwohl fühlen, möchten Sie vielleicht lieber zuerst der «Betreuer» sein. Entscheiden Sie sich, ob Sie allein oder mit einem Partner arbeiten wollen. Wenn irgend möglich, halte ich es für das beste, die Übung zu zweit durchzuführen.
So zu tun, als befände man sich in Trance, entspricht schon einem Trancezustand, mit dem Unterschied, daß man die Entscheidung, sein Bewußtsein zu erforschen, willentlich

getroffen hat. Diese Übung wird Sie zur Erfahrung Ihrer eigenen Trancezustände führen und Ihnen helfen, prozeßorientiert mit Menschen in solchen Zuständen umzugehen. Wir sollten auch bedenken, daß Trancezustände normale Vorkommnisse sind: Wir alle erleben sie mehrfach am Tage. Wenn wir jetzt daran arbeiten, ist dies nicht nur eine Gelegenheit, Nah-Todeserfahrungen, sondern auch das, was uns tagtäglich zustößt, zu prozessieren.

In Trance fallen

Eine Person sollte der «Patient», die andere der «Betreuer» sein. Der Patient liegt auf dem Boden oder im Bett und verhält sich so, als befände er sich in einem Koma oder in einem tiefen Trancezustand. (Wenn Sie allein arbeiten, sollten Sie sich als Patienten im Koma und gleichzeitig als Betreuer sehen können.) Wenn Sie zu zweit arbeiten, werden Sie etwa dreißig Minuten für diese Übung benötigen.

Prozeßarbeit mit dem Trancezustand

Ihre Arbeit beginnt damit, daß Sie mit dem komatösen Menschen *Kontakt aufnehmen.* Setzen Sie sich zu «Ihrem Patienten». Beim Ausatmen sprechen Sie sanft und leise, im Rhythmus seiner Atmung, ganz nah an seinem Ohr. Sagen Sie ungefähr folgendes: «Hallo. Ich bin Arny. Ich bin heute wirklich hier bei dir. Ich werde mit dir sprechen, und gleich werde ich auch ganz sachte deinen Arm berühren... Da ist jetzt meine Hand auf deinem Arm. Du kannst spüren, wie ich ganz leicht deinen Arm drücke. So bin ich mit dir verbunden.»

Nun berühren Sie den Arm des Patienten ganz leicht beim Einatmen und lösen die Berührung beim Ausatmen. Tun

Sie dies im Rhythmus und in der Intensität des Ein- und Ausatmens. Sie geben den Druck bei der Einatmung, weil Sie damit Ihre Kraft seiner Atemenergie anpassen. (Sie können auch den oberen Brustkorb, einen Unterschenkel oder den Kopf im Scheitelbereich berühren.) Denken Sie daran, unaufdringlich und leise zu sprechen und doch deutlich und nah am Ohr des Patienten, wenn er ausatmet.

Die Art, wie Sie die nonverbale Verbindung aufnehmen, ist ebenso wichtig wie das, was Sie sagen, da der Patient Sie über seine Körperwahrnehmung genauso gut versteht wie über sein Gehör. Auf kongruente Art und Weise zu kommunizieren bedeutet, daß eine verbale Botschaft mit der nonverbalen übereinstimmt. Nur eine kongruente Kommunikation ist glaubhaft. Die Atemfrequenz des Patienten hängt mit den Erfahrungen zusammen, die er in seinem Trancezustand macht. So bedeutet für ihn das Angesprochen- und Berührtwerden in derselben Frequenz, daß Sie in seiner Sprache, oder sozusagen auf seiner Wellenlänge, mit ihm kommunizieren. Und er wird wahrscheinlich den Eindruck haben, daß Sie sich genau da befinden, wo er ist.

Viele Menschen in vegetativen, komatösen oder tranceartigen Dauerzuständen werden darauf mit winzigen Zeichen reagieren. Diese winzigen Zeichen können an einer Änderung der Atemfrequenz oder an Augen- und Mundbewegungen in Verbindung mit Ihren Kontaktversuchen erkannt werden. Sie lassen erkennen, daß der Patient Ihnen antwortet und daß Sie miteinander in Kontakt gekommen sind.

Neulich besuchte ich einen achtzigjährigen Mann im Krankenhaus, der nach einem Schlaganfall völlig gelähmt war. Ich sprach ganz leise und behutsam mit ihm im Rhythmus seiner Atemfrequenz: «Hans, wir beide werden heute abend etwas Wichtiges miteinander erleben.» Bei den meisten komatösen Patienten dauert es mindestens zwanzig Minuten, bis sie reagieren, aber die Antwort dieses Mannes kam so blitzschnell, daß ich völlig überrascht war. Seine Augen öffneten sich im selben Moment. Sie richteten sich auf mich, und er schaute mir direkt in die Augen. Als ich mit ihm kommunizierte, gab er mir weiterhin Zeichen mit seinen Augen und führte mich so von einer Erfahrung zur anderen.

Der zweite Schritt beim prozeßorientierten Arbeiten mit einem Trancezustand besteht darin, *den Weg zu finden.* Dabei sollten Sie etwas über Ihre Absichten sagen. Zum Beispiel: «Ich folge deiner Atmung, und ich möchte allem folgen, was in dir geschieht. Alles, was äußerlich und innerlich mit dir passiert, ist wichtig, weil es uns zeigt, wie es weitergehen soll. Es zeigt uns den Weg.»

Indem wir dem Patienten sagen, daß innere Prozesse uns führen können, kann er sich vorstellen, daß alles, was geschieht, wichtig ist und daß es einen Weg gibt, dem man folgen kann. So bekommt er auch das Gefühl, auf diesem Weg nicht allein zu sein, und wird spüren, daß Sie bereit sind, ihm beim Weitergehen zu helfen. Und schließlich befähigt und ermutigt ihn diese Botschaft, sich seiner selbst bewußt zu werden.

Ich empfehle Ihnen, den Zugang zum «Weg» so zu gewinnen, daß Sie dem Patienten helfen, diesen bestimmten Zeichen und Signalen zu folgen. Wenn er ausatmet, könnten Sie sagen: «Du mußt auf alles achten, was geschieht. Schau genau hin, was du siehst, wenn du etwas siehst. Spüre alles, was du spürst. Höre genau hin, was du hörst, wenn du etwas hörst. Nimm dir Zeit für alles und schaue, höre oder fühle.»

Der dritte Schritt dieser Arbeit erfordert, daß Sie damit beginnen, die *winzigen Zeichen aufzugreifen.* Sie sollten dem Patienten genug Zeit zum Reagieren geben. Während Sie ihm nahelegen, daß er hören, fühlen oder sehen solle, was sich ereignet, achten Sie auf folgende winzige Zeichen:

– *Änderungen im akustischen Bereich* bezüglich Atemfrequenz, Atemtiefe und Geräusche;

– *Bewegungsveränderungen* in Form von Krämpfen, Zukkungen, Gesichtsbewegungen oder Grimassen. Manche Patienten bewegen plötzlich ihre Mundwinkel, dehnen die Lippen oder bewegen die Augenbrauen so, als würden sie über etwas nachdenken. Wenn diese Bewegungen regelmäßig nach einem Reiz auftreten, können Sie davon ausgehen, daß es Ausdrucksformen zwischenmenschlicher Kommunikation sind (im Gegensatz zu primitiven Nervenreflexen);

– *Änderungen im Bereich der Augen,* wie Öffnen der Augen, Konzentration auf einen bestimmten Punkt oder Ändern der Blickrichtung. Auch die Augenfarbe kann sich ändern. Die Augen mancher komatöser Patienten können geöffnet und starr sein, was bedeutet, daß sie nicht sehen, sondern eher etwas fühlen oder hören.

Es kann eine Zeitlang dauern, bis der Patient reagiert oder bis Sie diese winzigen Zeichen wahrnehmen können. Während Sie weiterhin den Bewegungen und der Atmung des Patienten folgen, bleiben Sie nicht nur passiv, sondern nehmen Sie aktiv an allem teil, indem Sie genau beobachten, was in Ihnen selbst geschieht. Sie mögen Atemveränderungen, Veränderungen der Körpertemperatur und sogar das Erscheinen spontaner Phantasien oder Imaginationsspiele wahrnehmen. Ich erinnere mich an einen Autounfall, als ich bei einem schwerverletzten Mann saß und auf den Rettungswagen wartete. Plötzlich hatte ich die Vision, daß er seinen Körper verließ und tot auf der Straße lag. In der nächsten Minute hörte er auf zu atmen. Unwillkürlich wurde ich sehr zornig auf ihn. «He», sagte ich, «das kannst du jetzt nicht machen. Warte, bis deine Zeit gekommen ist!» Er begann dann wieder zu atmen und überlebte.

Die Art und Weise, wie Sie auf die minimalen Zeichen eines Patienten reagieren, ist sehr wichtig für ihn. Ihre Antwort zeigt ihm nämlich, daß Sie mit ihm in Verbindung getreten sind. Er weiß jetzt, daß er Sie gefunden hat. Diese Antworten helfen ihm auch dabei, wahrzunehmen, was er gerade tut, und werden ihn dabei unterstützen, noch mehr zu «sagen».

Zu Beginn der Arbeit kann der sogenannte *unmittelbare Zugang* sehr hilfreich sein, der den Patienten ermutigt, seine Kommunikation fortzuführen, ohne daß ein bestimmter Kommunikationsinhalt vorausgesetzt wird. Einen Patienten intellektuell verstehen zu wollen, kann seine Ausdrucksweise behindern, die bei entsprechender Unterstützung durchaus verständlich sein wird.
Nicht ohne Grund benutzen wir alle den unmittelbaren Zugang immer wieder. Meditation, das Sich-Verlieren in den Anblick des Meeres oder der Berge oder sogar das Anhören von Musik sind «unmittelbare Zugänge» – was bedeutet, daß wir uns allem öffnen, was geschehen will. Wir füllen die Leere mit unseren eigenen Tönen, Bildern und Phantasien.
Alle Methoden, die mit dem unmittelbaren Zugang arbeiten, sind ausgleichend und kreativ, weil sie dem, was tief innen ist, zum Ausdruck verhelfen, indem sie genügend Raum und Zeit zur Verfügung stellen. Ein verbaler unmittelbarer Zugang wäre etwa: «O ja, genau das.» Im auditiven Bereich könnte man sagen: «Hör dir das an.» Solche ermutigenden und doch unbestimmten Sätze können sehr hilfreich sein. Ein visueller unmittelbarer Zugang wie «Schau nach innen und sieh es dir an» oder «Schau die weiße Wand an und male ein Bild darauf» kann wie ein Wunder wirken.
Wenn Sie mit Menschen im Koma arbeiten, ist es wichtig, daß Sie sich bestätigend und zugleich unbestimmt äußern. Wenn die Augen des Patienten zum Beispiel einen bestimmten Punkt fixieren, könnten Sie sagen: «Oh, das sehe ich auch!» Dagegen sind Sätze wie «Schau mich an!» zu bestimmend und entsprechen wahrscheinlich nicht dem, was der Patient gerade sieht. Dagegen werden inhaltlose Aussagen wie «Toll», «Ja!» oder «Mensch!» vom Patienten entsprechend seinen Bedürfnissen gedeutet. Wenn seine Augen sich von einer Seite zur anderen bewegen, könnten Sie es mit einem Satz wie dem folgenden versuchen: «Ja, das höre ich auch.» Oder wenn er seine Augen schließt, sich entspannt

und schläfrig aussieht: «Fühlen ist so wichtig» oder «Die Ruhe ist wunderbar». Jedesmal wenn Sie etwa sagen, denken Sie daran, daß Sie dieselbe Botschaft über die leichten Veränderungen im Druck Ihrer Hände mitteilen.

Unmittelbarer Zugang im Bewegungsbereich: Wenn der Patient sich nur andeutungsweise bewegt, könnten Sie sagen: «Oh, was für eine anmutige Bewegung!» Nochmals, gerade das reine Beobachten und Feststellen dessen, was der Patient tut, wirkt unterstützend. Und da kein bestimmter Inhalt vorausgesetzt wird, kann es auch weder beeinflussen noch verwirren.

Eine nützliche Ermutigung zur Bewegung ist die leichte Berührung am Muskelansatz. Bei weitausgreifenden Bewegungen der Arme oder Beine kann man diese Bewegungen fördern oder hemmen. (Erinnern Sie sich an Peter? Als ich sein Bein behutsam in der Bewegung hemmte, vollendete er diese Bewegung und schrie: «Scheiß-Leukämie!») Unterstützen Sie entstehende Bewegungen, indem Sie Ihre Hände zum sanften Dehnen, Zusammenziehen, Lockern oder zum Fortführen der Bewegung in die bereits eingeschlagene Richtung benutzen. Hierzu brauchen Sie ein gut entwickeltes Gefühl für Berührung und Bewegung, weil Sie hier mit anatomischen Elementen arbeiten, deren Bewegungen mit tiefreichenden, unbewußten und traumähnlichen inneren Erfahrungen verbunden sind. Wenn Sie auf dem richtigen Weg sind, wird der Körper des Patienten reagieren, indem er sich mit Ihnen oder gegen Sie bewegt. Befinden Sie sich auf dem falschen Weg, werden Sie sehr wahrscheinlich überhaupt keine Reaktion feststellen können.

Eine andere Möglichkeit wäre, ein Glied oder eine Hand, in denen eine Bewegung zum Ausdruck kommen möchte, ganz sacht mit einem Finger in Knochennähe zu berühren – zum Beispiel am Handgelenk, Ellbogengelenk, Fußgelenk, Kniegelenk oder am Kopf. Solch eine sehr langsame Bewegung gibt dem Patienten die Möglichkeit, sein eigenes Bewegungspotential wahrzunehmnen. Dann kann er Sie mit seinen Muskeln «führen» und braucht nicht soviel Kraft, um das gesamte Glied allein zu bewegen. Wichtig ist nicht Ihre Bewegung, sondern die Führung durch den Patienten. Hat er dann seine eigene Bewegung gefunden, wird ein Ausspruch wie «Ja, ja! Mach weiter mit dieser Bewegung!» ihm helfen, sich durch seine Bewegungen auszudrücken. Auf diese Weise kann der leichte Krampf eines Fingers sich in den Flug eines Vogels verwandeln, wie mir dies eine Patientin später berichtete.

Bleiben die Arme und Beine vollkommen schlaff, erfolgte keine Reaktion auf Ihre Bewegungsarbeit. Sie befinden sich im falschen Kommunikationskanal. Sind die Glieder sehr starr, versuchen Sie nicht, diese Starre zu ändern, denn sie hat einen Sinn. Versuchen Sie eher, den Patienten zu ermutigen, indem Sie sagen: «Du gebrauchst deine Kraft aber gut. Mach weiter und benutze sie.» Als ich dies sagte, wachte eine Frau auf und meinte: «Ja. Jetzt weiß ich den Weg. Ich werde ihn gehen.»

Zugang über die Atmung: Eine andere sehr hilfreiche Methode, um mit einem Komatösen in Kontakt zu kommen, ist das synchrone Atmen. Passen Sie sich der Atmung des Patienten für zwei oder drei Atemzüge an und verändern Sie Ihre Atmung dann in der Frequenz oder indem Sie ein neues Geräusch hinzufügen. Manche Patienten reagieren sehr stark auf diese Art der Kommunikation, indem sie ihre Atemweise mit neuen Tönen, Rhythmen oder Geräuschen erweitern.

Diese Methoden, mit denen man den Weg finden, reagieren und nonverbal kommunizieren kann, sind Vorschläge, um Ihnen beim Durchführen dieser Übungen zu helfen. Nehmen Sie sich für jeden Übenden etwa fünzehn Minuten Zeit. Der «Patient» sollte sich verhalten, als befände er sich in einem Koma, und der «Betreuer» sollte sich der Atmung anpassen, auf winzige Zeichen achten und entsprechend reagieren. Gebrauchen Sie alle Ihre Sinne, indem Sie zwischen «Sprechen» und «Zuhören» hin- und hergehen.

Minimales Feedback

Fast jeder Patient reagiert, obwohl diejenigen, die unter Schmerzmitteln stehen, längere Reaktionszeiten haben als diejenigen ohne Medikamenteneinnahme. Wenn Sie keine Reaktion beobachten können, fangen Sie noch einmal an und wiederholen Ihren Vorschlag, daß der Patient das, was er gerade erfährt, sehen, fühlen oder hören solle. Wenn seine Augen sich öffnen und er Sie anschaut, denken Sie nicht, daß er nun Kontakt aufnehmen wolle. Stellen Sie ihm keine Fragen, die eine verbale Antwort erfordern. Schaut er Sie also an, so erwidern Sie den Blick einfach. Sie könnten vielleicht sagen: «Es ist schön, mit dir zusammenzusein.» Wichtig ist, daß Sie nicht zuviel sprechen. Denken Sie daran, daß der Patient möglicherweise gerade deshalb in ein Koma gefallen ist, damit er nach innen gehen und sich ungestört sich selbst zuwenden kann. Lassen Sie ihn das tun, was ihm am ehesten möglich ist. Akzeptieren Sie alles, was er jetzt geben kann.

Diese Arbeit hat etwas Geheimnisvolles an sich. Prozessen zu folgen, deren Inhalt man nicht kennt, erfordert Vertrauen und den Glauben daran, daß das Individuum ein inwendiges Wissen hat und uns den Weg zeigen wird. Mit dem unmittelbaren Zugang zu arbeiten, bedeutet Arbeit mit dem Unbekannten. Aber solange ein Mensch am Leben ist, nehme ich an, daß dieses Leben einen bestimmten Sinn hat, von dem der Betreffende weiß und mit dem er sich auseinandersetzt. Konzentration auf die winzigen Zeichen kann als eine Form der Verehrung und der Liebe angesehen werden. Wir setzen alle unsere Fähigkeiten ein, so daß aus fast gar nichts doch noch etwas entstehen kann.

Koma und schamanistische Erfahrungen

Bis heute habe ich noch niemanden getroffen, der nicht auf die im letzten Kapitel beschriebenen Interaktionsweisen reagiert hätte. Meistens genügt es, ermutigend, interessiert und behutsam zu sein, um mit den Patienten wenigstens minimal kommunizieren zu können. Andere, wie Peter, werden sogar tiefer gehen wollen. Nachdem der komatöse Patient angefangen hat zu reagieren, beginnt eine den üblichen Psychotherapien ähnliche Prozeßarbeit, die ich an anderer Stelle beschrieben habe[13]. In diesem Kapitel liegt der Schwerpunkt daher in der Beschreibung von Einzelheiten, die wir kennen müssen, um den Menschen bei der Bewältigung ihrer momentanen Aufgabe helfen zu können.

Krankheit aus prozeßorientierter Sicht

Wir müssen wissen, daß die Gefühle und Gedanken, die wir dem Komatösen entgegenbringen, ihn erheblich beeinflussen. Eine rein medizinische Haltung und die Überzeugung, daß seine Erfahrungen pathologische Ursachen hätten, kann sich auf seine Reaktionen auswirken und ihn gegebenenfalls sogar tiefer in sein Koma hineinbringen. So kam z. B. ein Mann, der sich gerade von einer Hirnverletzung erholte, in Ekstase, als er ein inneres Bild betrachtete, in dem es «riß und krachte». Da kam sein Arzt und sagte zu ihm: «So, Joe, denk dran, daß du eine Hirnverletzung hattest. Du bist im Krankenhaus, um wieder gesund zu werden. Heute ist der 17. September 1987. Schau auf den Kalender.» Joe

reagierte, indem er zunehmend bewußtseinsgetrübt wurde und über heftige Kopfschmerzen klagte.
Ausdrücke wie «krank», «psychotisch», «zerrüttet», «komatös» und «betäubt» können als aggressive Handlungen betrachtet werden und trennen die Menschen in veränderten Bewußtseinszuständen von ihren inneren Erfahrungen. Wir sollten wissen, daß diese Ausdrücke allgemeingültig anerkannte Beschreibungen innerseelischer und unbekannter Prozesse sind. Sie zeigen, wie wir mit dem umgehen, das wir nicht verstehen.
Eine phänomenologische Haltung akzeptiert den komatösen Zustand so, wie er ist; und sie läßt die für diesen Zustand charakteristischen Signale sich zu einem Prozeß entfalten. Als Peter z.B. gegen Ende unserer Arbeit zu husten anfing, betrachteten wir diesen «Husten» nicht nur als ein Symptom der Lungenentzündung, sondern als etwas möglicherweise Bedeutungsvolles, das sich äußern wollte. Der Husten verwandelte sich in Schreien, und dieses wurde später zu dem Geist in der Flasche, der nach Freiheit verlangte.

Die Dauer eines komatösen Zustandes

Ein Koma wird verstanden durch die Art, wie es sich darstellt. Es ist nicht nur eine geistige oder organisch bedingte Erkrankung, sondern ein Trancezustand, einer von vielen Bewußtseinszuständen in einem fortlaufenden Prozeß.
Nach meiner Erfahrung ist die Dauer einer Trance oder eines Komas abhängig vom Vertrauen des Patienten in das, was geschieht. Je größer dieses Vertrauen ist, um so schneller kann ein solcher Zustand vollendet werden. Peters Koma wurde wahrscheinlich zum Teil auch dadurch abgekürzt, daß die Menschen, die bei ihm waren, seinen Zustand würdigen konnten. Die Art des komatösen Zustandes von John, der, wie im ersten Kapitel beschrieben, sechs Monate

lang keine Reaktionen gezeigt hatte, war teilweise auf die Unfähigkeit der ihn umgebenden Menschen zurückzuführen, prozeßorientiert mit seinem Ächzen und Stöhnen umzugehen. Die Dauer seines Komas entsprach seinem Unvermögen, das Geschehen mit den das Schiff lenkenden Engeln zur Entfaltung zu bringen.

Nachdem ich mit so vielen Patienten gearbeitet habe, glaube ich nicht, daß die Dauer eines Komas mit unerledigten Geschäften im Leben des Patienten zusammenhängt, es sei denn, es betrifft unvollendete innere Arbeit. So mußte Peter seinen Geist befreien, was wiederum sein äußeres Leben veränderte. Aber was bedeutet eigentlich «äußeres Leben»? Auch Johns innere Arbeit mit den Engeln hatte sein äußeres Leben verändert; er machte Urlaub.

Kanalarbeit

Prozessen zu folgen, bedeutet, mit Erfahrungen in ihren jeweiligen Ausdrucksformen umzugehen. Sie können im *visuellen Erscheinungsbereich* auftreten, wie Johns Vision eines Schiffes mit Engeln oder Peters Vision des Zürcher Straßenbahnsystems. Meine Mutter war kurz vor ihrem Tod von einem hell leuchtenden Stern fasziniert. Andere sehen verstorbene Verwandte, geistige Führer oder weise Lehrergestalten. Sprechen Sie mit Menschen, die visuelle Erfahrungen haben, in der Ausdrucksweise des Sehens. Ermutigen Sie sie, die Formen, die Farben, das Licht genau zu sehen.

Die Atmung komatöser Patienten ist eine *auditive Erfahrung,* die viel an Information enthält. Peters Singen und Feiern entwickelte sich aus seinem rasselnden Husten. Arbeiten Sie mit auditiven Signalen, indem Sie ihnen lauschen, sie nachahmen oder wiederholen oder ihnen sogar eigene Töne hinzufügen.

Manche von Peters scheinbar belanglosen *Handbewegungen*

waren Signale, aus denen sich sein Dirigieren unseres Gesangs entwickelte. Seine Bewegungen brauchten Unterstützung. In einem anderen Fall zeigte die sporadische Kopfbewegung einer Frau nach rechts, daß sie in ihrer Vorstellung ihren zukünftigen Ehemann betrachtete. Die krampfartigen Armbewegungen eines an einem Hirntumor sterbenden kleinen Kindes waren der Beginn eines Umarmungsprozesses. Tatsächlich haben sich in vielen komatösen Zuständen, die ich gesehen habe, Bewegungssignale in Prozesse des Umarmens, des Berührens und des Liebens verwandelt. Manche Menschen haben *telepathische Erfahrungen.* Sie haben das Gefühl, sich an verschiedenen Orten zu befinden. Auch erleben sie sich über dem Boden schwebend, obwohl sie sich für unsere Wahrnehmung in Agonie befinden. Wir müssen uns mit Vermutungen über das, was ein komatöser Mensch erleben könnte, unbedingt zurückhalten. Meistens treffen sie nicht zu. Auch viele *Körperempfindungen* sind für die Umgebung nicht nachvollziehbar. Unsere Interpretation visueller und auditiver Signale wie Grimassieren oder Husten stimmt fast nie mit den tatsächlichen Körpergefühlen eines komatösen Menschen überein, denn unsere subjektive Beurteilung beruht auf unseren eigenen alltäglichen Erfahrungen. So erlebt der komatöse Patient sich z. B. als lächelnd, während wir seinen Gesichtsausdruck als ärgerlich bezeichnen würden.

Semikomatöse Menschen können das Gefühl haben, körperlich gequält zu werden. Dieses Gefühl habe ich oft in Verbindung mit einer negativen Haltung des Klinikpersonals dem Patienten gegenüber erlebt. Manche medizinisch Tätigen können innere Erfahrungen nicht nachvollziehen, oder sie haben das Gefühl, daß der Patient übertreibt. Solche Schmerzen können gelegentlich auch mit Unterlegenheitsgefühlen oder mit Ärger gegenüber Autoritäten verbunden sein. Dabei erinnere ich mich an einen jungen AIDS-Patienten, der an heftigen Magenschmerzen litt.

Nachdem er seinem Ärger über mich Ausdruck gegeben, mich angeknurrt und mir gezeigt hatte, wie ich ein besserer Therapeut sein könnte, ging es ihm besser.
Menschen im Koma haben selten Schmerzen, weil sie sich nicht mit ihrem Körper identifizieren. (Dies werde ich ausführlicher im nächsten Kapitel erklären.) Sobald sie jedoch aus dem Koma herauskommen und zu ihrer alten Identität zurückkehren, treten auch die Schmerzen wieder auf. Wenn Schmerzen vorhanden sind, hat dies meistens einen bestimmten Grund. Ich erinnere mich an eine komatöse Frau, die murmelte, sie sei ein mächtiger Führer. Nachdem sie aus dem Koma zu ihrer alten Identität zurückgekehrt war, klagte sie darüber, seit Monaten an Schmerzen zu leiden. Ich schlug vor, sie solle zurückgehen und ihre Schmerzen intensiv fühlen und dann aus diesem Gefühl ein Bild machen. Als sie dies tat, sah sie in ihrer Vision den Ursprung ihrer Schmerzen: Es war der «Teufel» mit einer Mistgabel! Ich empfahl ihr dann, «teuflische» Gedanken zu denken. Sie lächelte, sagte aber, daß sie das nicht tun könne. Sie wäre dann zu mächtig. Im Koma hatte sie sich mit ihrer Macht identifizieren können, aber jetzt, in ihrer Alltagsidentität, durfte sie das nicht.
Schmerzen weisen uns darauf hin, daß wir den Schmerzverursacher integrieren müssen. Er ist ein Teil unseres psychischen Bereichs, den wir brauchen. Wenn wir ihn nicht bewußt wahrnehmen, wird er uns quälen. Es gibt viele Möglichkeiten der Schmerzlinderung durch Prozeßarbeit mit den schmerzerzeugenden Figuren. Dennoch sollten wir zurückhaltend damit sein, jedermann zu empfehlen, Schmerzen mit Hilfe der Psychologie zu beseitigen. Manchen Menschen wird die psychologische Arbeit nicht helfen; vielleicht brauchen sie die Erfahrung der Abhängigkeit von anderen oder aber ärztliche Hilfe. Außerdem hat eine medikamentöse Behandlung immer Vorrang, wenn eine prozeßorientierte und schmerzintegrierende Arbeit nicht möglich ist.

Häufig projizieren wir fälschlicherweise auf Sterbende, daß sie Schmerzen haben. Um herauszufinden, ob diese Projektion stimmt, müssen wir den Patienten danach fragen. Wir sollten ihm eine binäre (ja/nein) Beantwortungsmethode geben, indem er z. B. einen Finger oder eine Augenbraue bewegen oder die Atemfrequenz ändern kann.

Beziehungen

Für Menschen in Todesnähe oder in halben oder dreiviertel Trancezuständen sind Gefühlsprobleme in Beziehungen wichtig. In einem Koma jedoch oder in einer religiösen Gipfelerfahrung beinhalten Beziehungen häufig Erfahrungen von allumfassender Liebe oder Gefühle für die gesamte Schöpfung. Dabei erinnere ich mich an eine Frau, der ich zum letztenmal «Lebewohl» sagte. Ich sagte ihr, wie schön sie ausssähe. Sie antwortete, indem sie mich, die Krankenschwester und alle Anwesenden ansah: «Sind wir nicht alle großartig?»

Bei Menschen in alltäglicheren Bewußtseinszuständen brauchen wir bestimmte Formen der Beziehungsarbeit, um Probleme, die sie mit Angehörigen und Besuchern haben, prozessieren zu können[14]. Der Kranke möchte unerledigte Probleme oder Dinge, die sich in einer Zweierbeziehung oder in einer Familie ereignen, zu Ende bringen. Ich erinnere mich an einen Mann, der nicht sterben konnte. Er machte sich Sorgen um die finanzielle Situation seiner Freundin. Daher bat er einen Priester, sie zu trauen, damit seine Freundin nach seinem Tod sozialversichert wäre. Ein paar Stunden nach der Trauung starb er.

Parapsychologische und telepathische Erfahrungen sind gar nicht so ungewöhnlich. Viele Sterbende haben mir erzählt, daß sie im Bett gelegen und sich gleichzeitig in einer anderen Stadt befunden hätten. Solche Fälle brachten mich auf den Gedanken, daß unser Bewußtsein sich auch außerhalb unseres physischen Körpers befinden kann. Es kann sich an demjenigen Ort auf dieser Erde und in derjenigen Zeit befinden, die unserem gegenwärtigen Entwicklungsstand am ehesten entsprechen. So konnte z. B. ein Mann in einer bestimmten Stadt, der eine unerledigte Beziehungsangelegenheit in einer anderen Stadt hatte, von objektiven Ereignissen in dieser anderen Stadt berichten, die ich später verifizieren konnte. Als er der betreffenden Frau schließlich seine Liebe gestanden hatte, fand er Frieden.

So könnte man sagen, daß der psychische Zustand des Sterbenden den physischen Ort bestimmt, an dem er sich befindet. Ich erinnere mich an meine Mutter, die kurz vor ihrem Tod in Miami zu mir sagte, daß sie mich bald in Zürich, wo sie studieren wolle, wiedersehen werde. Und Stunden vor seinem Tod sagte Peter, daß er weiterhin mit mir arbeiten wolle. Diese Aussagen sind Prozesse, die über die Zeit und den Raum des physischen Körpers hinausgehen.

Viele Menschen sprechen vom Heimgehen. Eine Frau sagte, sie wolle heim zu ihrer Mutter gehen. «Laß uns gehen», sagte ich. Sie wiederholte immer wieder: «Heimgehen , -gehen, -gehen...» Sie war blockiert, nach Hause zu gelangen. Ich mutmaßte: «Kannst du das Essen riechen, das deine Mutter kocht?» «Suppe», sagte sie, «Nudelsuppe mit Huhn.» Heimgehen bedeutete für diese Frau, zu etwas Vertrautem zu gehen, zu ihrem wahren Selbst. Zu Hause war der Ort, wo sie geboren worden war und wo sie hatte leben und heranwachsen können. Als sie bald darauf sagte: «Ein neuer heller Stern ist geboren worden. Ein Stern!» war dies gar nicht überraschend. «Sei ein Stern», antwortete ich, «und scheine und zeig uns, wohin wir jetzt gehen müssen.» Dieser Stern war die ewige Weisheit, die als Liebe und Wissen aus ihr herausstrahlte.

Es ist wichtig, daran zu denken, daß ein Mensch, der sich im Koma befindet, nicht mehr derselbe ist wie zuvor. Deshalb

kann es sein, daß Beziehungsprobleme und Unstimmigkeiten nicht mehr wichtig sind. Eine Frau, die bei ihrem sterbenden Vater saß, sagte ärgerlich zu ihm, daß er in seinem Leben nicht liebevoll zu ihr gewesen sei. Er reagierte so, als seien sie beide nicht existent. Wenn Sie unerledigte Probleme mit einem Menschen haben, der sich im Koma befindet, sollten Sie innerlich so mit ihm arbeiten, als sei er ein Teil Ihrer selbst.
Was sich in einem Koma ereignet, kann oft in seinen Grundzügen lange Zeit vorher in Träumen gesehen werden, wie dies bei Peter der Fall war. Die abschließende Liebesszene seines Lebens war von seinen Träumen vorausgesagt worden. Sein Koma war der Versuch, seine Alltagspersönlichkeit fallenzulassen und sich mit seiner Traumwelt zu identifizieren. Ein solcher Prozeß unterscheidet sich erheblich von anderen Situationen, in denen wir zwar bewußt bleiben, jedoch unwissentlich Teile von uns selbst abspalten, die wir dann in Träumen erfahren oder in Körpersymptomen wiederfinden. Das Koma erlaubt uns ein vollständiges Untertauchen. Vielleicht ist es dies, was Tod bedeutet: das vollständige Eintauchen in einen ursprünglichen Traum.

Das Herauskommen aus einem Koma

Wenn wir aus einem Koma kommen, gelangen wir in unsere alte Persönlichkeit und in unseren alten Körper zurück, und alte Symptome können wieder erscheinen. So hatte z. B. eine Frau, die nach einem schweren Asthmaanfall komatös geworden war, die lebhafte Erfahrung, ein Kind zu sein. Als sie erwachte, verschwand das Kind, und ein chronischer Husten tauchte auf. Als wir mit dem Husten arbeiteten, erschien das Kind wieder! Ein Koma kann die Lösung von Symptomen sein, weil das Individuum sich unbewußt mit dem Prozeß, der sich hinter einem Traum oder einem Sym-

ptom verbirgt, identifizieren kann. Und doch ist ein Koma keine vollständige Lösung, da der Prozeß sich so unbewußt vollzieht, daß eine Integration äußerst schwierig ist.
Manche Menschen, die Nah-Todeserfahrungen gehabt haben, sprechen bereitwillig darüber. Andere kehren nur teilweise von solchen Erfahrungen zurück und verbleiben in halben Trancezuständen, bis sie sterben. So werden sie auch unsere Fragen nur dann beantworten, wenn wir uns ihrer Sprache anpassen. Es ist, als wollten sie sagen: «Ich bin froh, daß Sie mir zeigen, wo ich mich befinde, aber ich möchte lieber hierbleiben.» Einige Patienten ziehen tatsächlich ihren veränderten Bewußtseinszustand der Alltagsrealität vor. Das betrifft sogar die Patienten, die früher gesagt haben, daß sie lieber sterben wollten, als in einem komatösen Zustand zu leben. In unserem alltäglichen Bewußtsein können wir uns kaum vorstellen, daß ein Koma ein ekstatischer Zustand sein kann, den man nicht mehr verlassen möchte.
Mir ist aufgefallen, daß Menschen, die zu früh aus einem Koma herauskommen und ihre tiefen Erfahrungen nicht prozessieren konnten, Wege suchen, dorthin zurückzukehren. Einer meiner Patienten mit einer tödlichen Erkrankung hatte in einem Koma gelegen. Plötzlich und unvorhergesehen erholte er sich und stürzte sich wieder in seine alltäglichen Lebensgewohnheiten. Er dachte nicht im geringsten über die Erfahrungen nach, die er im Koma gemacht hatte. Schon bald stellten sich rätselhafte Schwindelanfälle ein. Sie führten zu einem schweren Autounfall, wodurch er wieder komatös wurde. Als es ihm besser ging, arbeiteten wir miteinander, um den Unfall erneut zugänglich zu machen. Der Patient spielte die Rolle der Kraft, die ihn in das Koma getrieben hatte. Dieses Mal war es ein Baum, in den er gefahren war. Der Baum sagte: «Geh wieder in dein Koma zurück und befreie dich von deinen vergänglichen Angelegenheiten.» Tief beeindruckt entschloß er sich, seine finanzielle

Sicherheit und seine Berufsziele weniger wichtig zu nehmen und zu wagen, seinen eigenen kreativen Wünschen gemäß zu leben. Die Notwendigkeit einer neuen Lebensweise war schon vorher wahrscheinlich der tiefere Sinn seines Komas gewesen.

Trancezustände und schamanistische Erfahrungen

In manchen Teilen der Welt, wie z.B. auf Bali, gehören Trance- und komatöse Zustände zu den Ritualen der Kultur. Die Menschen begeben sich aus persönlichen oder aus kollektiven Gründen in Trancezustände. Sogar eine ganze Gruppe kann sich in Trance begeben, um Probleme darzustellen und zu lösen.

In tiefen Trancezuständen stellen sich oft religiöse Erfahrungen ein, weil die Befreiung von der alten Identität den Menschen für göttliche Erfahrungen und kosmische Gefühle öffnet.

Peters Trance und sein Erwachen waren Teil einer Erleuchtung, einer Neugeburt, einer «Auferstehung». Vor dem Tod unserer alten Persönlichkeit betrachten wir uns selbst als Opfer der Lebensumstände. Nach dem «Tod» unseres primären Prozesses haben wir die Möglichkeit, «aufzuerstehen» und uns mit ganzheitlichen und kosmischen Erfahrungen, wie mit der Liebe, zu verbinden.

Auch mitten im alltäglichen Leben können Menschen in tiefe Trancezustände geraten. Ich erinnere mich an eine Frau, die während einer Körperarbeit in Trance fiel. Sie konzentrierte sich eine Zeitlang auf die subtilen Bewegungen ihres Körpers und begann sich dann selbst als ein göttliches Wesen zu erfahren. Sie konnte aus diesem Trancezustand erst herauskommen, als sie ihren inneren Widerstand gegen religiöse Erfahrungen aufgegeben hatte. Später erzählte sie mir, daß eine innere Vaterfigur versucht habe, ihr einzureden, es sei total verrückt, religiöse Gefühle zu haben. Ich denke an eine andere Frau, die immer sehr angepaßt und liebenswürdig gewesen war. In einem Trancezustand, der nach einer tiefen Erfahrung beim Tanzen eingetreten war, verhielt sie sich gerade umgekehrt. Sie wurde zum griechischen Ungeheuer Medusa: leidenschaftlich, gewalttätig und direkt. Eine weitere mächtige Tranceerfahrung fällt mir ein. Eine heftig zitternde Frau geriet in eine Bewegungstrance, aus der sie nach dem Tanzen wieder herauskam. Sie hatte sich selbst als die göttliche Schakti gesehen, die für die ganze Welt tanzte.

Das Fallenlassen der menschlichen Form

Trancezustände machen uns Angst und können uns das Gefühl geben, verrückt zu sein, wenn wir nicht das innere Werkzeug haben, das uns dabei hilft, sie zu leben, zu verstehen und zu integrieren. Wenn wir mit einem Trancezustand prozeßorientiert arbeiten, werden wir mit mehr, nicht mit weniger Leben erfüllt sein. Bis heute ist die Entwicklung solch inneren Werkzeugs hauptsächlich auf Meditierende und Schamanen begrenzt gewesen. Ich erinnere mich, wie Don Juan, der mexikanische Schamane in Carlos Castanedas Buch «Der zweite Ring der Kraft», seinem angehenden Lehrling mitteilt, daß es der Zweck seines Trainings sei, zu lernen, wie er sein Bewußtsein in veränderten Zuständen aufrechterhalten könne, wie er «träumen» und «sehen» und sich vielleicht sogar bis zu dem Punkt entwickeln könne, an dem er die menschliche Form fallenlassen könne. Nach Don Juan ging nicht jeder Krieger durch diese unermeßliche Transformation, aber diejenigen, welche sie durchgemacht hatten, waren dann nicht mehr identisch mit ihrer alten Persönlichkeit.

Mächtige Trancezustände und manche Erfahrungen im

Koma schaffen dieses Umwandlungserlebnis, das Don Juan «das Ende der menschlichen Form» nennt. Peter ließ buchstäblich seine alte Persönlichkeit fallen und wurde zu einem neuen Menschen. Bevor ich von den Entsprechungen zwischen Erfahrungen im Koma und den Übungsweisen des Don Juan gehört hatte, war ich der Meinung, daß Prozeßarbeit mit komatösen Patienten wahrscheinlich der einsame Anfang einer neuen Reihe von Erfahrungen sei[15]. Seit ich erkannt habe, daß viele von uns – wenn nicht alle – in Todesnähe nicht nur versuchen, sich tiefgreifend zu verändern, sondern auch ihre Persönlichkeit völlig umzugestalten, habe ich mehr Vertrauen in meine Arbeit als je zuvor. Wenn wir weiterforschen, kommen wir möglicherweise zu dem Ergebnis, daß der Sterbeprozeß einer von vielen Versuchen ist, den Menschen neu zu gestalten.

Trancezustände erneut zugänglich machen

Es ist ein Thema dieses Buches, daß Todeserfahrungen auch im Leben auftreten können. So können Trancezustände, die in Todesnähe auftreten, jederzeit auch im alltäglichen Leben geschehen. Es erscheint mir wichtig, mit solchen Trancezuständen prozeßorientiert zu arbeiten, indem wir lernen, wie wir sie erneut zugänglich machen oder sie wieder in unser Bewußtsein bringen können. Diese Arbeit wird allerdings erschwert durch unsere Angst davor, wie wir uns in Trancezuständen verhalten könnten. So sind z. B. epileptische Trancezustände, die sogenannten Grand-mal-Anfälle, häufig unbewußte Prozesse, die es dem Leidenden erlauben, gewalttätig zu sein. D. h., die Angst vor solchen Trancezuständen und plötzlichen Anfällen kann mit unerkanntem Ärger zusammenhängen. Solange die zugrundeliegenden Faktoren unbewußt bleiben, neigen Trancezustände dazu, sich zu wiederholen oder anzudauern.

Um einen Trancezustand erneut zugänglich zu machen, genügt es oft schon, den Patienten aufzufordern, das, was er in der Trance erlebt hat, zum Ausdruck zu bringen. Hat er Angst davor, kann es hilfreich sein, wenn der Therapeut zuerst das Verhalten in der Trance darstellt. Es scheint, daß ein vollständig durchgearbeiteter Tranceprozeß sich nicht mehr wiederholt. Ich erinnere mich an eine Frau, die unter ständiger Todesangst und häufigen Anfällen von, wie sie es nannte, «rauschhafter Verträumtheit» litt. Sie fühlte sich angezogen von einer anderen Welt, und als ihr während eines Seminars die Möglichkeit dazu gegeben wurde, «entfernte» sie sich tatsächlich in diese Welt. Sie wurde blau im Gesicht, hatte Visionen und sprach sehr bewegt über die Welt der Sterne. Nach vielen Stunden der Arbeit entschied sie sich, so lange auf der Erde leben zu wollen, wie sie mit der Erfahrung ihrer Reise zu den Sternen in Verbindung bleiben könnte. Diese Entscheidung veränderte ihre Lebenseinstellung und beendete ihre «Verträumtheit» und ihre Todesangst.

Bis heute waren fast nur Schamanen in der Lage, diese Wirklichkeitsebene willentlich zu verlassen und sich mit Tänzen, Drogen und Träumen in veränderte Bewußtseinszustände hineinzubegeben, aus denen sie dann mit einer Botschaft für uns alle wieder herauskamen. Heute sieht es so aus, als ob auch Menschen im Koma versuchen, diese Art von schamanistischen Leistungen zu vollbringen. Je mehr wir darüber lernen, um so besser wird es uns gelingen, ganzheitlich zu leben und die verschiedenen Welten, die uns begegnen, miteinander in Einklang zu bringen.

Traumkörper und mythischer Körper

Komatöse Zustände und Nah-Todeserlebnisse enthalten ein wahres Kaleidoskop an Körpererfahrungen. Für sie haben wir Bezeichnungen wie «realer Körper», «feinstofflicher Körper», «Astralkörper», «ätherischer Körper», «der Doppelgänger», «außerkörperliche Erfahrungen» oder «das Ende der menschlichen Form». Die Bezeichnung der jeweiligen Erfahrung hängt von dem spezifischen Körpergefühl und von der kulturellen Weltanschauung des einzelnen ab. In diesem Kapitel unterscheide ich Körpererfahrungen nicht im Hinblick auf bestimmte Weltanschauungen, sondern entsprechend der Art und Weise, wie sie erlebt werden. Ich werde drei häufig vorkommende Körpererfahrungen besprechen: den «realen Körper», unsere gewohnte alltägliche Körpererfahrung; den «Traumkörper», ein Körpergefühl, das die letzten Trauminhalte widerspiegelt; und den «mythischen Körper», ein archetypisches Muster des Traumkörpers, das oft in tiefen Trancezuständen erscheint. Mit diesen Körperzuständen befasse ich mich deshalb, weil sie nicht nur in Todesnähe auftreten, sondern alle auch im Leben erfahren werden können.

Der reale Körper

Der reale Körper ist die Körpererfahrung, mit der wir uns identifizieren. Wir beschreiben unseren realen Körper immer dann, wenn wir sagen: «Mein Körper fühlt (dieses oder jenes).» Es ist der reale Körper, der gemeint ist, wenn wir nach unserem Befinden gefragt werden. Er ist es auch, der sich wohl fühlt, erkältet ist, Rückenschmerzen oder steife Gelenke hat. Er leidet an Allergien, Kälte, Hitze, Fieber oder Ausschlag.

Normalerweise identifizieren wir uns mit dem realen Körper, während die Erfahrung des Traumkörpers uns oder unserem Körper widerfährt. Beispielsweise sagen wir oft, es gehe uns schlecht wegen stechender Kopfschmerzen oder wegen einer Allergie. Vielleicht juckt mich etwas, oder ich habe einen Schnupfen, oder irgend etwas verursacht mir Übelkeit. Diese Erfahrungen, die «uns geschehen», nenne ich «Traumkörper»-Erfahrungen, weil wir sie immer in unseren Träumen finden[16].

Der reale Körper erfährt sich sehr oft als Opfer der Traumkörpererlebnisse, als Opfer veränderter Bewußtseinszustände, die unsere Aufmerksamkeit auf sich lenken wollen, oder als Opfer sekundärer Prozesse, die als unverständliche Signale in Form von Erschöpfung, Traurigkeit, Ärger, Visionen und Träumen plötzlich auftauchen können. Peter erlebte seinen Körper anfänglich als Opfer einer Leukämie und einer Pneumonie. Die Erfahrung seines realen Körpers stellte sich in seinen Träumen als eine vom Sturm heftig gerüttelte, reparaturbedürftige Brücke dar. Als er in panischer Angst zitterte, war dies die Brücke, die vom Sturm auseinandergerissen wurde. Und als er über die Brücke hinüber zur anderen Seite des Flusses ging, verließ er seinen realen Körper, die «Brücke». Seine ersten Empfindungen der Leukämie waren fieberhafte Symptome, die ihn zittern und schütteln ließen. Der reale Körper hat Symptome; der Traumkörper ist der Verursacher dieser Symptome. Es ist der reale Körper, der den Traumkörper zum Arzt trägt.

Ein Patient mit Rückenschmerzen träumte von diesen beiden Körpererfahrungen. Er träumte, ein Affe zu sein, der einen Dämon auf seinem Rücken zum Arzt trägt. Dieser war für den Arzt jedoch unsichtbar. Genau das geschieht auch im täglichen Leben. Wir versuchen, den Traumkörper mit Thermometern, Blutuntersuchungen und Röntgenstrahlen festzulegen. Dennoch bleibt er unsichtbar; nur wir selbst können ihn fühlen und mit diesen Gefühlen arbeiten.

Der Tod des realen Körpers

Der reale Körper ist wichtig für uns, weil wir uns mit ihm identifizieren. Alles, was wir mit «mein» bezeichnen, unseren Lebensstil, unsere Weltanschauungen und unsere Anliegen, sind mit diesem Körper verbunden. Wenn ein Patient zu mir sagt, daß er Angst vor dem Tod habe, nehme ich an, daß seine jetzige Identität bald ein Ende erreicht haben wird und er sich mehr mit seinen Träumen zu identifizieren beginnt.
Immer wieder, wenn wir uns innerlich mit unseren jüngsten Träumen verbinden, sterben wir. Träume vom Verlassen des Körpers und Visionen vom Schweben über dem Körper, auf den man hinabschaut, sind Erfahrungen des Traumkörpers, der eine neue Sicht des realen Körpers bekommt. Von diesem neuen und günstigeren Ausgangspunkt sehen wir, daß die Art, wie wir bisher gelebt haben, im Sterben begriffen ist. Solche Träume weisen nicht unbedingt darauf hin, daß wir wirklich sterben müssen, sondern sie zeigen, daß ein Teil von uns zu wachsen versucht, indem er sich von unserer jetzigen Identität löst.

Der Traumkörper

Somit umfaßt der Traumkörper alle Körperempfindungen, die dem realen Körper widerfahren, all das, was uns beunruhigt und uns erregt. Normalerweise bemerken wir den Traumkörper erst dann, wenn der reale Körper irritiert

wird. Wir sehen ihn in unseren Träumen in Form von Figuren oder Situationen, die unsere gegenwärtige Persönlichkeit herausfordern. Im Alltagsleben ist es möglich, daß wir ihn auf andere Menschen projizieren. Über die Körpersymptome dringt der Traumkörper in unser Bewußtsein ein. Leukämie z. B. ist eine vom realen Körper aus gesehene Beschreibung des Traumkörpers, der versucht, das Bewußtsein zu erreichen. Der Wind und der Sturm, die Flamme, die Peters alte Identität ausbrannte, und der in der Flasche gefangene Geist waren Zeichen des Traumkörpers.
Wird der Traumkörper nicht beachtet, gefährdet er den realen Körper und das physische Leben selbst. Mit dem

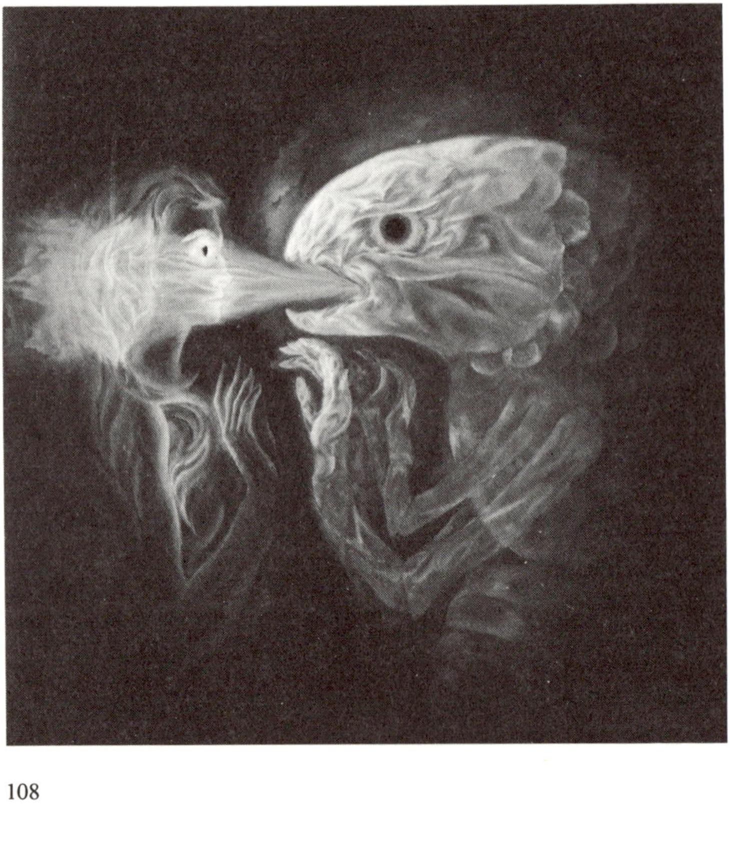

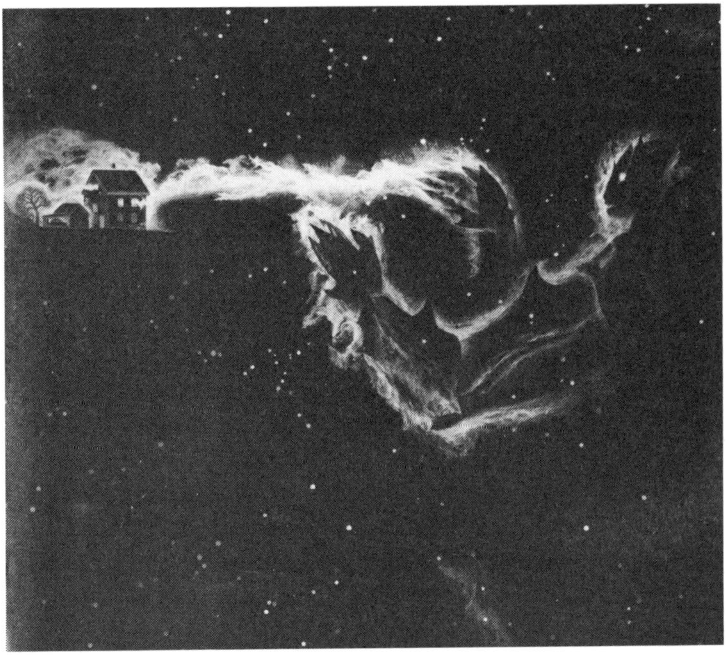

Bild auf S. 108 mit dem Titel «Der reale Körper und der Traumkörper», das der Künstler direkt nach dem plötzlichen Tod seiner Frau gemalt hat, zeigt Peter Birkhäuser, wie der Traumkörper das Haus oder den realen Körper zerstören kann. Die Ähnlichkeit zu dem Bild oben mit dem Titel «Realer Körper und Traumkörper bei plötzlichem Tod» deutet an, daß in Fällen von plötzlichem Tod der Traumkörper wegen der Beschränkungen durch die Alltagswirklichkeit in Zorn geraten ist und den realen Körper sprengt. Raymond Moody, ein Arzt, der die Nah-Todeserfahrungen vieler Menschen untersucht hat, zitiert Patienten, die ihr Bewußtsein im Traumkörper hatten und ihren realen Körper nicht mochten. Eine Frau, die klinisch tot gewesen war und ins Leben zurückkehrte, sagte: «Da im Wagen, inmitten all der Leute, die sich ringsum angesammelt hatten, konnte ich meinen vollständig zusammengequetschten Körper sehen – aber wissen Sie, sein Anblick löste keinerlei Gefühle in mir aus. Irgendwie war er für mich jetzt der Körper eines ganz anderen Menschen, vielleicht auch nur ein bloßer Gegenstand.»[17] Ein anderer von Moodys Patienten sagte: «(Ich hatte) überhaupt keine Lust, mich in der Nähe von diesem Ding da aufzuhalten, das aussah wie eine Leiche – selbst wenn es meine eigene Leiche war!»[18] Michael Sabom, ein anderer Forscher von Nah-Todeserfahrungen, gibt Aussagen wieder, in denen Sterbende sich von Beziehungen distanzieren. «Es war, als ob alle Beziehungen abgeschnitten wären... Alles war so – technisch.»[19]

Relativität und Schmerz

Es ist notwendig, den Körper als eine relative Erscheinung zu betrachten. Unsere Körpererfahrungen hängen von unserem inneren Standpunkt ab. Befindet sich dieser Standpunkt im realen Körper, werden wir, als Opfer des Traumkörpers, Schmerzen haben. Jedoch nur ein Teil unserer Persönlichkeit hat Schmerzen. Begibt sich unsere Identität durch Einsicht, innere Arbeit oder unmittelbare Veränderung in den Bereich unserer Traumfiguren, befinden wir uns in unserem Traumkörper und sind schmerzfrei. Deshalb konnte die oben erwähnte Frau auf ihren realen sterbenden Körper herunterschauen, ohne etwas dabei zu empfinden. Wenn wir selbst zum Ursprung der Schmerzen werden, integrieren wir sie. Als Peter sich mit dem Geist in der Flasche, statt mit der Flasche selbst, identifizierte, befreite er sich nicht nur von seinen Schmerzen und dem Husten, sondern auch von seinen langjährigen Hemmungen. Als er selbst zum Sturmwind panischer Angst wurde, war er nicht mehr das Opfer von Schlaflosigkeit und Fieber, sondern wurde zur Energiequelle hinter diesen Symptomen.

Traumkörper und mythischer Körper

Die Symbole der Erfahrungen des realen Körpers und des Traumkörpers können wir immer in unseren jüngsten Träumen und Phantasien finden. Genauso können die Körperempfindungen, die sich auf den realen Körper und den Traumkörper beziehen, immer auch in unseren jeweiligen Empfindungen wahrgenommen werden.

Andererseits sind manche Körpererfahrungen gerade etwas unterhalb der Schwelle unserer Wahrnehmungsfähigkeit. Wir können sie dann fühlen, wenn uns jemand massiert oder bestimmte Punkte der Körperoberfläche drückt. Alle Körperempfindungen, die nur mit besonderer Unterstützung, mit Drogen oder mit bestimmten Techniken wahrgenommen werden können, bezeichne ich als den «mythischen Körper»: mythischer Körper deshalb, weil die Bilder und Geschichten, die mit diesen normalerweise unzugänglichen Empfindungen verbunden sind, Phantasien und Träume archetypischen und unpersönlichen Ursprungs sind[20].

Wenn Sie z. B. mit leicht zugänglichen Kopfschmerzen arbeiten und einen Druck hinter dem Schmerz entdecken, besteht die Möglichkeit, daß in einem Ihrer Träume eine Figur aufgetreten ist, die einen ähnlichen Druck erzeugt hat. Die Empfindung und das dazugehörige Traumbild sind aktuell und leicht zugänglich. Wenn Sie sich jedoch wohl fühlen, bei einer Massage Ihres Kopfes aber einen schmerzhaften Punkt entdecken, werden die Geschichten und Bilder, die mit der Empfindung und dem Schmerz an diesem Punkt verbunden sind, weniger vertraut sein als Bilder aus den letzten Träumen. Wenn solch ein Punkt gedrückt wird, könnten Sie – wie einer meiner Patienten – z. B. eine Vision haben, daß Ihnen jemand den Kampf erklärt und Sie mit einem Schwert durchbohrt. Mein Patient konnte sich an eine solche Figur oder an einen solchen Kampf in seinen letzten Träumen nicht erinnern. Er mußte bis in die Kind-

heit zurückgehen, um diese Situation in einem Traum zu finden. Der schmerzhafte Punkt, die Vision und die damit verbundene Erinnerung befanden sich jenseits der Schwelle seines normalen Wahrnehmungsbereichs.
Die mythischen Bilder, die mit Körpererfahrungen jenseits der Wahrnehmungsschwelle verbunden sind, sind weniger persönlich als die mit akuten Symptomen verbundenen Bilder. Eine Frau, die an einem solchen Punkt arbeitete, fühlte den Schmerz wie einen Hammer. Sie hatte die Vision von einem Gott mit einem Hammer, der eindringlich und fordernd auftrat. Dieses Bild war ihr völlig fremd. Sie hatte noch nie von dem germanischen Donnergott Thor gehört.
Während Bilder und Empfindungen des realen Körpers und des Traumkörpers aktuell und auf bestimmte Weise vertraut sind und rasch wahrgenommen werden können, sind die Bilder und Empfindungen des mythischen Körpers weniger zugänglich, nicht vertraut und können nicht sofort wahrgenommen werden. Außerdem ist der Traumkörper häufig mit augenblicklichen unbewußten Gefühlen, der mythische Körper jedoch meistens mit gewaltigen, archetypischen Aufgaben verbunden. Der mythische Körper ist schöpferisch, zeitlos und frei.
Peters Vision vom Schlüssel zum Leben und von dem in der Flasche gefangenen Geist sind Erfahrungen des mythischen Körpers, weil hier keine persönlichen Assoziationen, wie z.B. vertraute Traumfiguren, auftreten. Diese mythischen Bilder sind mit dem überpersönlichen Leben verbunden. Peters mythischer Körper wollte von seinem gewöhnlichen Körper frei sein. Er war mit großen Aufgaben, mit Liebe, Freiheit und Heilung beschäftigt.
Viele Krankheiten, auch viele Formen von Krebs, sind Erkrankungen des mythischen Körpers, weil ihre Anfangsstadien selten wahrgenommen werden. Die Empfindungen und Gefühle sind nicht zugänglich; es kann sein, daß wir nicht einmal davon träumen. Wenn wir dieses unzugängli-

che Reich der Gefühle und Visionen durch tiefgehende Körperarbeit betreten, verbinden wir uns mit dem fernen mythischen Teil in uns und können dann auch unsere mythischen Aufgaben erfüllen. So ist jede Form tiefer Körperarbeit, die uns mit den fast unzugänglichen Wahrnehmungen des mythischen Körpers verbindet, der Anfang einer Vorbeugung heimtückischer Erkrankungen, vorausgesetzt, daß mit den auftretenden Erfahrungen prozeßorientiert gearbeitet wird. Bestimmte Arten der Massage und der Körperarbeit mit den Händen verstärken wahrscheinlich die Wahrnehmung von tief in die Muskulatur oder in die inneren Organe versenkten Erfahrungen[21].
Auch bestimmte Drogen, LSD z.B., können uns mit dem mythischen Reich verbinden. Sie haben aber den Nachteil, daß sie unsere Fähigkeit beeinträchtigen, diese Zustände, während sie auftreten, in allen Einzelheiten zu prozessieren.

Der Geist in der Flasche

Lassen Sie uns die Erfahrung des mythischen Körpers vom Geist in der Flasche, die Peter am Morgen vor seinem Tod hatte, betrachten. Ob er das Märchen «Der Geist im Glas» der Gebrüder Grimm kannte? In diesem Märchen ist ein junger Mann wegen seiner Armut gezwungen, die medizinische Schule zu verlassen. Da vernimmt er aus einer Flasche, die sich im Wurzelbereich eines großen Baumes befindet, die Stimme eines Geistes, die nach Freiheit ruft. Er befreit den Geist, der ihn aber nun bedroht und voller Rachsucht ist. Am Ende jedoch gibt der Geist dem jungen Mann eine magische Medizin, die alle Wunden heilt.
Irgendwie entdeckte ich diesen mythischen Körper bei Peter. Er erzählte mir, daß er früher Medizin hatte studieren wollen. Aber wie der Held des Märchens hatte auch er nicht die finanziellen Mittel dazu. Er verlor dann das Interesse

am Medizinstudium und gab seinen bisherigen Lebensstil auf.

Der Geist in der Flasche war rach- und mordsüchtig, denn er war zu lange eingeschlossen gewesen. Er wünschte sich Ewigkeit und Ekstase, nicht die irdischen Pflichten von heute und morgen. Als er frei war, war er fähig zu heilen. Erinnern Sie sich daran, wie Peter zu dem Arzt sagte, daß er vom medizinisch-wissenschaftlichen Standpunkt aus geheilt sei? Peters unmittelbare Symptome verschwanden wirklich. Seine Flasche, sein Körper oder sein Lebensstil waren zu eng für seinen feurigen Geist, der die Freiheit brauchte, um seine Aufgaben erfüllen zu können.

Wir alle haben einen Geist in der Flasche. Wieviel Zeit und Raum stellen wir diesem Geist zur Verfügung? Ist er frei, das, was hier und jetzt wesentlich ist, tun zu können?

Das unsterbliche Selbst

Analogien zum Traumkörper und mythischen Körper finden wir nicht nur in den Todesvorstellungen der alten Hochkulturen Chinas, Ägyptens und Indiens, sondern auch in der Todesforschung der modernen westlichen Welt. Diese Vorstellungen geben uns ein erweitertes Verständnis für die Reise, die wir in der Nähe des Todes vor uns haben mögen und für die Entwicklungen, die sich schon jetzt, mitten im Leben, manifestieren wollen.

Die Behandlung des toten Körpers

Während indogermanische Völker den teilweise einbalsamierten Leichnam einige Zeit im Hause behielten, begruben andere Frühvölker ihn im Haus oder ganz in der Nähe[22]. Manche meinten, daß die Leiche den Geist des Toten repräsentiere: Er war lebendig und brauchte eine Röhre in Kopfnähe in seinem Grab, um weiterhin atmen und sich ernähren zu können.

Nach einem fast universellen Glauben im Altertum enthält der tote Körper den lebendigen Geist, wobei die Ägypter im Vollzug der Rituale in diesem Punkt wahrscheinlich am weitesten gegangen sind. In den Vorschriften für das Ritual der Mumifizierung steht: «Danach salbe seinen Kopf mit zweimal guten Myrrhenölen. Rede: O Osiris, das Myrrhenöl an dich, das aus Punt kommt, um deinen Geruch durch den Gottesgeruch zu verschönern. Den Ausfluß an dich, der aus Re kommt, um (dich so) zu verschönern... Deine Seele

steigt im Gotteslande auf deinen Leib. Horus an dich, der aus Myrrhenöl, aus Osiris, kommt...»[23] Nachdem die Eingeweide für die Mumifizierung entfernt worden waren und der Kopf umwickelt und gesalbt worden war, wurde die Mumie erneut angesprochen: «Dein Kopf kommt zu dir, damit er nicht fern von dir sei: er tritt zu dir und trennt sich nicht (von dir) in Ewigkeit... Die Kleider der Götter treten an deine Arme, und die großen Gewänder der Göttinnen an deine Glieder, so daß deine Arme stark und deine Beine mächtig sind...»[24]
Der Körper des Toten wird einer mythischen Gestalt, dem Gott Osiris, gleichgestellt, und seine Seele muß daran erinnert werden, seinen Kopf festzuhalten, wenn er zu einem Teil des Himmels, der Unterwelt und der Tempel auf der Erde wird. Diese Empfehlung fasziniert mich. Wenn der Körper sich im Koma befindet oder selbst dann, wenn er offensichtlich tot ist, ist es unerläßlich, seinen «Kopf nicht zu verlieren». Mit anderen Worten, dieser alte Text betont, wie wichtig die Aufrechterhaltung der bewußten Wahrnehmung in veränderten Bewußtseinszuständen ist, denn sie kann die Dauer und die Auswirkung eines Komas und auch die Art und Weise bestimmen, wie die «tote» Persönlichkeit sich weiterentwickelt.

Unterschiedliche Erfahrungen nach dem Tod

Religionen und Erkenntnissysteme unterscheiden sich bei der Beschreibung des Weges der Toten. Das Land der Toten stellte man sich häufig voller Staub und Würmer, naßkalt und düster vor. Die Hel der germanischen Welt, das Mictlan der Azteken, der Hades der Griechen und Sheol, der gruftähnliche Aufenthaltsort der Toten des Alten Testamentes, wurden so beschrieben. Während gemeine, böse Menschen oder solche, die auf bestimmte Weise umge-

bracht worden waren, an dunkle Orte kamen, gingen die Erleuchteten und Auserwählten in ein schöneres Jenseits über der Erde ein. Im dunklen Hades der Griechen gab es keine Ärzte, Priester oder Heilige. Die in die Mysterien Eingeweihten kamen in das herrliche Elysium oder zu den «Inseln der Seligen». Die gefallenen Krieger der germanischen Mythen wurden nach Walhalla gebracht. Aztekische Krieger und die bei einer Geburt gestorbenen Frauen gingen nicht nach dem Mictlan, sondern folgten der Sonne über den Himmel.
Wenn wir den Arzt, den Priester oder den Krieger als Symbole für ein erwachtes Bewußtsein betrachten, das seine Wahrnehmungen und Probleme erfaßt und sie prozessiert hat, können wir besser verstehen, warum unsere «gemeinen» Aspekte in die Hölle kommen. Mangel an Bewußtsein und Einblick in unsere Wahrnehmungen verwandelt sie in einen «bösen Traum». Sie werden zu den unmöglichen und widerspruchsvollen Höllendämonen, die uns aus dem Gleichgewicht bringen.

Realer Körper, mythischer Körper und Traumkörper

Unsere Vorstellung vom realen Körper deckt sich annähernd mit dem chinesischen P'o, dem ägyptischen Ka oder dem indischen Ahamkara, den Vorstellungen von einer individuellen Seele. Sie sollen nach dem Tod in der Nähe des physischen Körpers bleiben. Der ewige Geist, bekannt als Hun, Ba oder Atman aus den bereits erwähnten Kulturen, soll sich selbst beim Tod aus dem Körper befreien und sich in überpersönliche, uneingeschränkte Bereiche begeben, frei von der alten Persönlichkeit. Er kommt unserem Konzept des mythischen Körpers nahe.
Chinesische, ägyptische und indische Vorstellungen unter-

scheiden sich von den prozeßorientierten Vorstellungen. Und doch weisen kulturelle Untersuchungen auf den Traumkörper und den mythischen Körper hin. In vielen Kulturen zeigen Glaubensvorstellungen über den Tod und das nachtodliche Leben eine zweifache Struktur, ähnlich unseren Vorstellungen über Bewußtsein und Unbewußtes. Den Körper, der um, unter oder nahe dem physischen Körper schwebt, nenne ich den realen Körper, weil er mit unserer Persönlichkeit verbunden ist. Der andere Wesensbereich, der Träger des überpersönlichen Lebens, verläßt den physischen Körper und begibt sich zu den «Sternen», wie Ba, Hun oder Atman. Er ist dem mythischen Körper näher, da er von der persönlichen Identität losgelöst ist.

Die Vereinigung der Körper

In vielen Kulturen wurde der Tod nicht als das Ziel des Lebens betrachtet. Man vermutete, daß die nachtodlichen Prozesse sich fortsetzten, bis die verschiedenen Wesensbereiche sich wieder vereinigen würden. So verbinden sich *Ahamkara* oder das gewöhnliche Ego mit *Atman*, und es entsteht *Jivan*, die ganzheitliche Person, die durch die Inkarnationen wandert. Mit dem durch die Inkarnationen sich ändernden *Ahamkara*-Anteil ändert sich auch *Jivan*, bis es dem Zyklus von Leben und Tod entrinnen kann und frei ist. Entsprechend versucht Ba sich mit Ka und Hun sich mit P'o zu vereinigen und sich in andere Welten zu transformieren. Während Hun, Ba und Atman nach Befreiung und Bewußtwerdung streben, suchen P'o, Ka und Ahamkara Wiedervereinigung mit der Erde, Wiedergeburt und Fruchtbarkeit. Die erneute Verbindung mit der Erde durch Reinkarnation wird in vielen Kulturen angestrebt, während aus tibetischer und indischer Sicht Reinkarnation überwunden werden sollte.

Diese Anschauungen stimmen mit meinen aus der Erfahrung gewonnenen Beobachtungen darin überein, daß manche Menschen, wie Peter, im Bereich des Todes ihren mythischen Körper erfahren und dann sterben, während andere nach dieser Erfahrung in ihren Alltag zurückkehren und weiterhin leben und arbeiten.

Der unsterbliche Körper

Die Vereinigung und Umwandlung der beschriebenen Körper kann man bereits beim Sterbenden sehen, wenn der persönliche psychische Bereich beginnt, sich mit den überpersönlichen, zeitlosen und archetypischen Erfahrungen des unsterblichen Körpers, wie ich ihn nennen möchte, zu vermischen. Der Erfahrungsbereich aller vier Körper (realer Körper, Traumkörper, mythischer Körper, unsterblicher Körper) wird in der folgenden Tabelle zusammengefaßt.

Erfahrungsbereiche der verschiedenen Körper

	Realer Körper	Traumkörper	Mythischer Körper	Unsterblicher Körper
Bilder	der Körper	letzte Traumfigur	großer Traum oder Saga	feinstofflicher Körper
Erste Körperbeschreibung	Aufregung	Symptom	keine (nur mit Hilfestellung)	weit entferntes Gefühl
Prozessierte Körpererfahrung	Opfer	Symptomverursacher, keine Schmerzen	Gefühl für Sinn des Lebens, keine Schmerzen	Freiheit, Ganzheit, Vollendung

Was wir sehen, wird durch unseren jeweiligen Standpunkt bestimmt. Beobachten wir uns selbst in unserem alltäglichen Bewußtseinszustand, so befinden wir uns in unserem realen Körper und fühlen uns bedrängt durch die Erfahrungen der anderen Körper. Arbeiten wir mit dem Körper und erzeugen dieses Bedrängtwerden bewußt, stellen sich Bilder aus unseren letzten Träumen ein. Hier identifizieren wir uns mit unserem Traumkörper und fühlen uns vielleicht von unserem realen Körper gestört. Arbeiten wir mit unseren Gefühlen an der Schwelle der Wahrnehmung, sind wir in unserem mythischen Körper und betrachten ganz losgelöst unseren realen Körper. Es ist, als würden wir uns selbst von der Höhe eines Berges im Tal unten sehen. Wenn wir uns mehr mit unseren Mythen verbinden, werden wir zeitlose Unsterblichkeit und Freiheit erfahren.

Auferstehung und unsterblicher Körper

Im Christentum des Mittelalters glaubte man, daß der Tote in Christus auferstehen würde. Der neue Auferstehungsleib war «pneumatisch», eine Verbindung von Geist und Leib. In der paulinischen Tradition stellte man sich in diesem metaphysischen Körper die zeitlose Essenz der göttlichen Eigenschaften des Individuums vor. Wissenschaftlicher ausgedrückt, stellte man sich den unsterblichen Körper als eine Art Informationsfeld oder als «Körper» vor, der durch die Erscheinung der lebendigen Person symbolisch dargestellt wurde.

Die Idee eines unsterblichen Feldes finden wir auch bei den alten Ägyptern, die glaubten, daß das Grab des Osiris der geheimnisvolle Ort sei, an dem neues Leben entstehen und von dem aus eine neue Welt erschaffen werden könne. Gleichzeitig war dieses Geheimnis auch ein «Bild», das man sich im Körper des Verstorbenen vorstellte.

Diese alten Glaubensinhalte drücken die Wahrnehmung einer universellen Wahrheit über unsere Körper aus. Wenn wir an die empirische Arbeit denken, die in früheren Kapiteln beschrieben wurde, erinnern wir uns daran, daß die aus Körperempfindungen entstandenen Traumbilder (wie der Geist in der Flasche) nach Verwirklichung streben und buchstäblich das Wiedererwachen des Individuums formen.

Erfahrungen mit dem unsterblichen Selbst

Wenn es ein Prinzip der Erhaltung der Energie in jedem Lebensstadium gibt, wird der Prozeß, den wir in Todesnähe beobachten können, wahrscheinlich auch nach dem Tod weitergehen. Das bedeutet, daß archetypische Muster wie Liebe und Lernen auch nach dem physischen Tod weiterexistieren. Hier würde ich gerne ein Informationsfeld postulieren, das die Organisation bestimmter Grundmuster in Menschen und Ereignissen anstrebt. Ob dieses Feld dann als ein bestimmter Mensch oder als eine Gruppenidee wiedererscheint, hängt vom einzelnen und von der Zeit ab.
Mit dieser theoretischen Betrachtung möchte ich zu weiterer Forschung anregen. Für mich persönlich ist es wichtig, mich eng an das zu halten, was im Moment erfahren werden kann. Leser, die eine Ahnung von der Erfahrung des unsterblichen Körpers haben möchten, können folgende Übung versuchen:
1. Nehmen Sie an, Sie seien schon seit vielen Jahrhunderten am Leben. Stellen Sie sich vor, daß Sie sich irgendwie nach dem Tod verwandeln. Können Sie sich selbst als einen Geist sehen, der in Ewigkeit lebt? Haben Sie je von einer solchen Figur geträumt? Können Sie sich an eine Gestalt erinnern, die dieses zeitlose Selbst repräsentiert? Machen Sie ein Bild von Ihrem zeitlosen Selbst.
2. Machen Sie ein paar leichte Bewegungen, die diese Ge-

stalt machen könnte. Achten Sie auf den Unterschied zu Ihren eigenen Bewegungen. Können Sie sich wie diese Gestalt bewegen und zur gleichen Zeit immer noch sich selbst wahrnehmen?

3. Versuchen Sie jetzt, den Körperempfindungen nachzugehen, die diese Gestalt haben könnte. Können Sie einen Ort in Ihrem Körper entdecken, der so empfindet? Betrachten Sie diesen Bereich, fühlen Sie ihn und bewegen Sie sich wie er, und dies alles zur gleichen Zeit.

4. Stellen Sie diesem Bereich in sich eine Frage, die Sie schon lange beschäftigt hat und auf die Sie gern eine Antwort wüßten. Fragen Sie jetzt und warten Sie auf die Antwort. Lassen Sie sich Zeit.

5. Wenn Sie eine Antwort erhalten, achten Sie darauf, welche Wirkung dies auf Sie hat. Das unsterbliche Selbst hat die Reife und Weisheit, die Sie brauchen.

Da Sie nun ein wenig Erfahrung mit dieser unsterblichen Persönlichkeit haben, wird Ihnen das folgende vielleicht einleuchten. Das unsterbliche Selbst ist die umfassende Persönlichkeit hinter unserem Traumkörper und unserem mythischen Körper. Unsere gewöhnlichen und unsere mythischen Träume, unsere Symptome und unsere Trancezustände sind Aspekte dieser umfassenden Persönlichkeit, die Jung das Selbst genannt haben würde. Es ist unser Zentrum der Weisheit, das größere Wesen hinter der Alltagspersönlichkeit. Je mehr wir dieser Gestalt ähnlich werden, zu diesem ganzheitlichen Selbst werden, um so mehr wird es zu unserem Doppelgänger. Es ist dieses unsterbliche Selbst, das in der Nähe des Todes während komatöser Zustände in Erscheinung tritt. Unsere alte Persönlichkeit ist zu klein für die Erfahrung der Unsterblichkeit.

Wenn wir mit Menschen arbeiten, die im Sterben liegen, hilft es uns, wenn wir uns diesen unsterblichen Körper vorstellen, weil wir dann die aus einer anderen Welt kommenden Bemerkungen der Sterbenden besser verstehen. Wir sprechen mit ihrem unsterblichen Selbst, einem Bereich, der sich, wie wir jetzt wissen, auch in uns befindet. Peter sagte: «Was wir erfahren haben, ist jenseits der Worte... aber wir müssen versuchen, es dennoch in Worten auszudrücken.» Es war sein unsterbliches Selbst, das hier sprach. Es ist auch deshalb so wichtig, von diesem Bereich zu wissen, weil wir ihn integrieren müssen, damit unser Leben möglichst umfassend werden kann. Wenn wir das tun, werden wir in einer numinosen Welt leben. Ohne Verbindung zu unserem unsterblichen Selbst werden wir, wie so oft, das Gefühl haben, das Leben sei einfach nicht lebenswert.

Manche von uns könnten Angst haben vor diesen weisen und losgelösten inneren Bereichen, weil sie meinen, daß eine zu enge Verbindung mit ihrer eigenen Unsterblichkeit sie von ihrer Alltagspersönlichkeit entfernen würde. Genau das Gegenteil ist wahr. Die meisten kleinen Kinder leben aus der Erfahrung ihres unsterblichen Selbst. Deshalb ist Sterben für sie oft leichter als für Erwachsene. Tod und Zeit sind gesellschaftsbedingte Vorstellungen der Erwachsenenwelt, die es für kleine Kinder nicht gibt. In der kindlichen Vorstellung sterben die Menschen nicht. So gaben Peters Kinder ihrem Vater Geschenke mit für die neue Welt. Wir Erwachsenen, auch jene, die ihren Körper ablehnen und diese Welt verlassen möchten, sollten uns mehr – und nicht weniger – mit der Unsterblichkeit in uns verbinden, denn nur dann wird das Leben auch lebenswert. Diese Unsterblichkeit wird das Wissen wieder erwecken, das wir einst in der Kindheit, im Mutterleib oder in einem mythischen Paradies gehabt haben. Gerade diese spannende Ergänzung brauchen wir für unser irdisches Leben.

Wir wissen alle, daß wir sterben müssen. Gelegentlich wünscht sich das jeder einmal. Einen solchen Wunsch sollten wir nicht als abwegig betrachten, sondern die darin verborgene Weisheit sehen. Unter dem Druck, jemand sein zu müssen, der wir in Wirklichkeit gar nicht sind, haben wir unsere wahre Natur vergessen. Diesen Gedanken finden wir in der Philosophie, in östlichen und westlichen Schriften und in der prophetischen Dichtkunst. Jede religiöse Quelle strebt nach Wiedererweckung des vergessenen Wissens um das Selbst.

Relativität und Tod

Der Tod ist eine relative Erscheinung. Vom Standpunkt unseres realen Körpers betrachtet, ist er tragisch und ein Verlust, während er vom Standpunkt des mythischen Körpers aus gar nicht existiert. Aus psychodynamischer Sicht erscheint er dann, wenn etwas Neues, das entstehen will, abgespalten wird. Wenn wir die innere Gestalt erfahren können, die diesen Bereich repräsentiert, verschwindet die Vorstellung des Todes, und unsere Trauer läßt nach. Sobald ein Geist integriert ist, wird er uns verlassen[25]. Ob wir uns tot in einem Newtonschen Grab befinden oder ob wir in einem numinosen planetarischen Feld der Nichtlokalität leben, ob wir leben oder sterben, hängt tatsächlich vom Standpunkt unseres Bewußtseins ab.
Die Geschichte eines alten Zenmeisters macht dies deutlich. Als er im Sterben lag, versammelten seine Schüler sich um ihn und klagten traurig, daß dies wahrscheinlich ihre letzte Zusammenkunft sei. Zornig darüber, fragte er sie: «Wovon, denkt ihr wohl, handeln alle diese Lehren? Wohin, denkt ihr wohl, werde ich gehen, wenn nicht genau da hin, wo ich jetzt gerade bin?»
Anders ausgedrückt, der sterbende Meister wird zu einem Feld, zu einer Idee, die allgegenwärtig und für jeden zugänglich ist. Mit einer alten Frau, die im Sterben lag und deren Bewußtsein sich gerade ihrem unsterblichen Körper zuwandte, hatte ich kurz vor ihrem Tod folgendes Gespräch:
Patientin: «Ein Kind... ein Junge... ein Stern wird geboren. Warum ist..., was ist das Leben? Was ist Krankheit?»

Arny: «Krankheit ist alter Kram. Wirf ihn weg.»
Patientin: «Nein.»
Arny: «Was ist Kranksein? Was ist es wirklich? Geh nach innen und frage den Stern.»
Patientin: «Krankheit ist ein Teil von uns, der versucht... versucht... zu... erkannt zu werden.»
Der Stern, der geboren wurde, war ihr mythischer Körper. Er war es, der diese Fragen stellte. Kurz bevor sie starb, summte die alte Frau: «Rudere, rudere dein Boot sanft den Strom hinab, fröhlich, fröhlich, fröhlich, fröhlich.» Und dann sang sie kräftig und aus vollem Herzen: «Das Leben... ist... nur... ein... Traum!»
Sie hatte die Wandlung ihrer Identitäten vollbracht. Auch C.G. Jung ist in einem seiner letzten Träume einem Ewigkeitsbereich in sich selbst begegnet. Er traf einen meditierenden Yogi, und plötzlich verstand er, daß unsere Realität der Traum des Yogi ist[26]. Es gibt nicht nur eine einzige, absolute Wirklichkeit. Oder, anders gesagt, die Wirklichkeit ist eine Verbindung von Ewigkeitserfahrung, unsterblichem Selbst und alltäglichem Leben.

Hirntod und Ethik des Sterbens

Die Arbeit mit Menschen in komatösen Zuständen zeigt, daß bei schweren Hirnschäden mehr Bewußtsein vorhanden sein kann, als bisher angenommen wurde. Aus dieser Kenntnis heraus können wir schließen, daß Bewußtsein möglich ist, solange der Körper lebt. Diese Annahme führt zu einer «Ethik des Sterbens», einer Philosophie und einem Paradigma des Sterbens. Diese Ethik empfiehlt:

1. die Verbesserung der Arbeitsmethoden mit Menschen in veränderten Bewußtseinszuständen, um ihnen helfen zu können, mit ihrer eigenen inneren Wahrnehmung in Kontakt zu kommen;
2. diesen Menschen die Möglichkeit zu geben, ihre eigene Entscheidung im Hinblick auf Leben oder Tod zu treffen.

Dem gegenwärtigen Erkenntnisstand der medizinischen Wissenschaft entsprechend, fragen wir, wann das Leben eines komatösen Menschen beendet ist. Heute beantworten die für den einzelnen verantwortlichen Ärzte gemeinsam mit der Familie des Sterbenden diese Frage. Manche Mediziner denken, daß der Mensch bei einem vollständigen Bewußtseinsverlust endgültig verloren ist. Erhalten bliebe ein geistloser Organismus[27]. Menschen mit dieser Einstellung sind der Überzeugung, daß bei einer Funktionslosigkeit des Gehirns der Körper nur noch als leblose Hülle existiere. Er habe seinen Besitzer überdauert. 1981 beantragte die Kommission des Präsidenten zur Untersuchung ethischer Probleme im Bereich der medizinischen, biomedizinischen und verhaltensforschenden Wissenschaften «das Gesetz zur einheitlichen Bestimmung des Todeszeitpunktes», das auszugsweise so lautet: Ein Individuum, das durch irreversiblen Ausfall entweder 1. der Herz-Kreislauf- und Atemfunktionen oder 2. der gesamten Hirnfunktionen, einschließlich der des Stammhirns, gekennzeichnet ist, ist tot[28].

Hirntod

Bis vor kurzem war der Herzschlag das Zeichen für Leben, sein Fehlen Hinweis auf den Tod. Mit dem Aufkommen der modernen Medizintechnologie ist es möglich geworden, Menschen mit Herz- oder Atemstillstand wiederzubeleben. Andererseits können selbst dann, wenn die Hirnrinde irreversibel geschädigt ist, die anderen lebenswichtigen Organe funktionsfähig bleiben. Diese Tatsachen zwingen uns, neue Definitionen von Leben und Tod zu entwickeln. Die momentane Einstellung im Bereich der medizinischen Wissenschaft wird vermutlich am besten durch folgende Aussage aus einem klassischen Lehrbuch über Koma vertreten: «Die Übereinkunft, daß Gehirn und Mensch eine Einheit sind, hat im wesentlichen den ethischen Konflikt beseitigt, der sonst der allgemeinen Achtung vor der Würde des Menschen entspringt.»[29]

Diese Einstellung führt zu dem Glauben, daß ohne Gehirnfunktion auch kein Geist und folglich auch kein persönliches Leben mehr vorhanden sei. Dieses Schwarzweißbild, das aus der Gleichsetzung von Mensch und Gehirn entstanden ist, wird im Hinblick auf neuropathologische Untersuchungen über Hirnschäden bei Menschen in vegetativen Dauerzuständen diskutiert. Diese Untersuchungen zeigen, daß eine Schädigung der Hirnrinde manchmal «das geistlose Verhalten des Patienten kurz vor seinem Tod kaum ausreichend erklären kann»[30].

Hirntod bedeutet, daß das gesamte Hirn funktionslos ist. Ein hirntoter Mensch kann bis zu seinem Herzstillstand über eine Dauerbeatmung nur für Stunden oder höchstens für Tage am Leben erhalten werden. Unter Hirntod versteht man vollständige Nichtansprechbarkeit, Bewegungslosigkeit, Areflexie, maximal weite, reaktionslose Pupillen und Atemstillstand, wenn nicht künstlich beatmet wird[31].

Vegetativer Dauerzustand

Während beim Hirntod die gesamte Hirnfunktion ausgefallen ist, ist bei dem häufiger vorkommenden vegetativen Dauerzustand nur ein Teil des Gehirns geschädigt: «Das Stammhirn, ein primitives Zentrum, welches das Gehirn mit dem Rückenmark verbindet, ist normalerweise nicht oder nur wenig geschädigt. Bei intaktem Stammhirn sind die primitiven Reflexe, die Atmung, der Schlaf-Wach-Rhythmus und die Fähigkeit der Nahrungsaufnahme erhalten, aber der Betroffene ist unfähig, zu denken oder die Umgebung wahrzunehmen. Ein Mensch kann jahrelang in diesem Zustand überleben.»[32] Für diesen Zustand ist die Dekortikationshaltung charakteristisch. Hierbei sind die Arme spastisch, sie ziehen sich zusammen und krümmen sich, so daß die Gelenke sich in Richtung der Körpermitte beugen, während die Beine ausgestreckt sind. Menschen in diesem Zustand haben noch immer primitive Reaktionen wie Gähnen, Schmatzen oder Grimassenschneiden ohne erkennbaren Anlaß. Das Verhalten in diesen vegetativen Dauerzuständen wird allgemein als bedeutungslos betrachtet. So verwundert es nicht, daß einige Bioethiker, Philosophen und Ärzte anfangen, die Definition des Todes auszudehnen und den vegetativen Dauerzustand in diese Definition mit einzubeziehen. Die Menschen in solchen Zuständen haben ihren Verstand, ihr Erinnerungsvermögen, ihre Sprache und die Wahrnehmungsfähigkeit ihrer selbst und ihrer Umgebung verloren[33].

Würde diese Definition anerkannt und angewandt, würden viele Betroffene, wie z. B. John (derjenige, der sich auf das Schiff zu den Bahamas begeben hatte), ihr Lebensunterstützungssystem verlieren, ohne ihre innere Arbeit vollendet zu haben. Dem könnte man natürlich entgegenhalten, daß dies unwesentlich sei, da solche Menschen sowieso sterben würden. Dagegen möchte ich einwenden, daß, nach meiner Erfahrung mit der Prozeßarbeit im Koma, manche Menschen sich tatsächlich entscheiden, zurückzukommen und zu leben! Außerdem weiß niemand, was wirklich geschieht, wenn der physische Leib stirbt. Wird unser jetziges Wahrnehmungsvermögen uns etwas nützen, wenn wir keinen Körper mehr haben?

Ungeachtet der oben genannten Definitionen ist es klar, daß in einem vegetativen Dauerzustand – wie dem von John – Geist und Gehirn nicht dasselbe sind. Deshalb muß die Bestimmung des Todeszeitpunkts dem Individuum zurückgegeben werden. Sie darf nicht in den Händen derer belassen werden, die mit den Krankenhauskosten belastet sind, oder jener, die unter ihrer Unfähigkeit, mit den Patienten zu kommunizieren, leiden. Obwohl wir uns über die Mühe und die Kosten, die mit der Aufrechterhaltung des Lebens verbunden sind, im klaren sind, können wir diese Mühe dadurch verringern, daß wir mehr über die Erfahrungen komatöser Patienten lernen.

Julius Korein, Professor für Neurologie an der medizinischen Fakultät der Universität von New York, sagte: «Es gibt keinen Todeszeitpunkt. Dieser Zeitpunkt ist eine juristische Konstruktion... Betrachten wir den Herztod. Das Herz hört auf zu schlagen. Der Arzt hört das Herz ab. War dies der Moment des Todes? Mit einer modernen medizinischen Ausrüstung kann man 40 Minuten nach dem Herzstillstand noch elektrische Aktivitäten messen. Der Todeszeitpunkt ist eine Fiktion.» [34]

Die Arbeit mit Patienten im Koma führt uns zu ethischen

Fragen und kulturphilosophischen Problemen. Was ist Leben, und was ist Tod? Aus der Erfahrung kann ich sagen: Leben und Tod können immer nur vom Individuum, von Moment zu Moment, selbst bestimmt werden.

Denken wir z. B. an Sam. Er hatte eine Schädigung des Hirnstammes und lag bereits wochenlang in einem vegetativen Dauerzustand. Seit ein schwerer Schlaganfall ihn vollständig gelähmt hatte, hatte er keine Reaktionen mehr gezeigt. Seine Verwandten litten sehr darunter, daß sie die Verbindung zu ihm verloren hatten. Sie hatten auch Schuldgefühle, weil er am Leben erhalten wurde. Denn schon vor seinem Schlaganfall hatte er zu seinen Kindern gesagt, daß er keine unnötige Lebensverlängerung wolle, falls er je in einen vegetativen Dauerzustand kommen solle.

Amy und ich nahmen sofort Kontakt mit ihm auf. Nach Sekunden schien er aus seinem Koma zu erwachen und starrte uns in die Augen. Er konnte durch minimale, aber deutliche Augenbewegungen mit uns kommunizieren. Wir arbeiteten mit seiner spastischen Hand, die schon bald unsere Hände festzuhalten versuchte. Ich «sprach» mit ihm durch ein binäres Kommunikationssystem, indem ich ganz leicht sein Gesicht berührte, um die Muskelkontraktionen als Antwort auf unsere Fragen besser wahrnehmen zu können. Sam, Amy und ich einigten uns darauf, daß eine Muskelbewegung um den Mund herum «ja» bedeuten würde, bei der Antwort «nein» sollte keine Bewegung stattfinden. Damit war über eine Zeit von vier Stunden durch winzige Zeichen festzustellen, daß Sam in der Lage war, zu lernen. Es schien, als könne die spastische, verkrümmte Hand mit viel Geduld der anderen schlaffen Hand beibringen, sich zu bewegen.

Schließlich stellten wir ihm die Frage, die seine Angehörigen so sehr belastete. «Willst du leben?» fragte ich ihn. Seine Antwort kam spontan: Er bewegte nicht nur die Muskeln um den Mund herum, sondern riß seinen Mund weit auf! Dies hieß eindeutig «ja»! Er wollte leben.

Bis zu diesem Zeitpunkt hatte er seinen Mund überhaupt nicht öffnen können. Er hatte nicht einmal richtig gähnen können. Mit demselben binären System stellten wir ihm auch andere Fragen, um «Ja-» oder «Nein»-Antworten zu erhalten. Sam wollte leben, um einen inneren Prozeß vollenden zu können. Wir zeigten ihm Arbeitsmöglichkeiten, die ihm auf seinem inneren Weg helfen sollten. Er deutete an, daß er sich auf einer inneren Reise befand, auf der er versuchte, einen Phantasieberg zu besteigen und eine neue Frau kennenzulernen! Offenbar brauchte er einige Zeit zur Vollendung dieser Reise, denn er starb erst mehrere Monate später.

Nicht jeder ist allerdings am Leben interessiert. Da muß ich an Roger denken, den ich vorher nie gesehen hatte. Er war chronischer Trinker gewesen und litt nun an einer Stammhirnschädigung. Seit Wochen befand er sich in einem vegetativen Dauerzustand. Als wir ihn (in entsprechender Weise wie Sam) «fragten», ob er leben wolle, sagte er «nein». Wie sich herausstellte, hatten Rogers Ärzte und ein Verwandter bereits beschlossen, die lebensunterstützenden Maßnahmen in ein paar Tagen zu beenden, ohne das Ergebnis unserer Arbeit zu berücksichtigen. Und doch stimmte in diesem Fall die Entscheidung der Ärzte mit der des Patienten überein.

Ethik des Sterbens bedeutet, daß jeder die Möglichkeit zu einer eigenen Entscheidung haben soll. Die Zukunft der Traum- und Körperarbeit in Todesnähe wird somit deutlich: Wir müssen besser lernen, Signale in Zuständen von tiefer Bewußtlosigkeit sich entfalten zu lassen, um die Patienten in die Lage zu versetzen, selbst zu entscheiden.

Mir scheint, daß sich die Grundlagen der kulturellen Glaubensvorstellungen über die Wirklichkeit ändern werden, wenn wir die veränderten Bewußtseinszustände mehr beachten und besser erkennen. Das Leben wird dann interessanter und der Tod weniger problematisch sein.

Komatöse Zustände sind ganz besondere Träume, durch die wir versuchen, in unserem Drang nach Selbsterkenntnis weiterzukommen. In diesem dunkelsten Bereich des Lebens streben die Prozesse, die unser ganzes Leben in uns gewartet haben, nach Verwirklichung und Vollendung. Angesichts dieser Vorstellung scheint das Leben die Suche nach Selbsterkenntnis und umfassender Verwirklichung unserer Fähigkeiten zu sein. So wird die warmherzige Alltagspersönlichkeit in der Nähe des Todes zu einer weisen und liebevollen Wesenheit im Kosmos. Und eine romantische Seele wie Peter verwandelt sich in den Boten einer neuen Form von menschlichen Beziehungen für seine Stadt.

Die hier beschriebene Arbeitsweise erweitert das Wissen über Tod und Sterben um eine praktische Besonderheit: Die letzten Symptome tödlicher Krankheiten sind Wege zur Erleuchtung. Körpersignale, unabhängig vom Zeitpunkt ihres Auftretens, sind Träume auf der Suche nach Verwirklichung. Wenn wir mit diesen Symptomen prozeßorientiert arbeiten, werden Schmerz und Krankheit gelindert, und wir erkennen, daß das «Hier und Jetzt» etwas Großartiges ist.

Die asiatischen, griechischen, mesopotamischen, römischen, jüdischen, christlichen, zoroastrischen und islamischen Traditionen erinnern uns an die Reise zu unserer vergessenen Ganzheit. Aber inzwischen ist der Weg etwas klarer geworden, und nur manchmal führt er uns durch das Dunkel von Trance und Koma.

Jedoch dürfen wir nicht vergessen, daß viele Menschen, die sich in diesen veränderten Bewußtseinszuständen befinden, unsere Hilfe brauchen, um ihr ganzheitliches Sein verwirklichen zu können. Sie brauchen wirklich eine sehr vertraute Kommunikation. Für viele ist das wichtiger als das gewohnte liebevolle Mitgefühl. Denn ohne diese Hilfe könnte ein ganz wesentliches Moment verlorengehen, während der Geist in einem unruhigen Fluß auf dem Weg zum Meer durcheinandergewirbelt wird.

So kann die Diagnose «Hirntod» uns bereit machen, mit dem Wachstumsprozeß der Sterbenden zu arbeiten. Sie kann uns dafür öffnen, mit dem, was wir einst als nachtodliches Leben betrachtet haben, zu kommunizieren und die Schlüssel zu unserer heutigen Welt zu finden. Was uns zunächst wie ein Körper ohne Geist und Bewußtsein erscheint, der gegen die Herrschaft der Zeit ankämpft, kann der Versuch eines letzten ekstatischen Tanzes sein, eines Tanzes, der zur Befreiung von einer begrenzten Identität, zu einem umfassenderen Leben, und nicht zwangsläufig zum physischen Tod führt. Der Tod, der uns heute beunruhigt, wird, aus einer anderen Perspektive, die Geburt unseres Mythos sein.

Anhang

Erläuterungen

Bewußtsein: kann sich auf Wachsamkeit beziehen und kann den höchsten Bewußtseinsgrad beinhalten, in dem wir wissen, wie und was wir wahrnehmen. Nach Plum und Posner (Diagnosis of Stupor and Coma) ist Bewußtsein ein «Zustand der Wahrnehmung seiner selbst und seiner Umgebung, während Koma das Gegenteil ist, d. h. völlige Abwesenheit jeglicher Wahrnehmung, auch dann, wenn der Betreffende durch äußere Reize angeregt wird» (siehe auch *Veränderter Bewußtseinszustand*).

Dekortikationshaltung: die charakteristische spastische Beugung der Arme, verbunden mit einer Streckung der Beine in bestimmten komatösen Zuständen. Die Betreffenden zeigen noch primitive Reaktionen wie Gähnen, Schmatzen oder Grimassieren ohne erkennbaren Anlaß.

Grenze: die äußerste Grenze dessen, was wir uns zutrauen. Beschreibung von etwas, von dem wir überzeugt sind, daß wir es niemals werden erfahren oder leben können.

Halbkomatöser Zustand: ein Zustand offensichtlicher Unempfindlichkeit der Umwelt gegenüber, in dem das Individuum als Reaktion auf die Kommunikationsversuche der anderen gelegentlich etwas murmeln wird (siehe auch *Koma, Trance*).

Hirntod: Zustand, in dem alle Hirnfunktionen irreversibel ausgefallen sind. Der Körper kann nur noch für Stunden oder höchstens für Tage künstlich am Leben erhalten werden. Zeichen von Hirntod sind Nichtansprechbarkeit, Bewegungslosigkeit, Atemlähmung, Ausfall von Kreislauf- und Temperaturregulation, Ausfall aller Reflexe, reaktionslose und maximal weite Pupillen usw.

Kanal: Art und Weise unserer Wahrnehmung (siehe auch *Unmittelbarer Zugang*). Wir unterscheiden folgende Kanäle:

- visueller Kanal: Wahrnehmung über das Sehen;
- auditiver Kanal: Hören und Aufnahme von Information über Töne und Geräusche;
- propriozeptiver Kanal: Körperwahrnehmung von Empfindungen, wie z. B. Druck, Hitze oder Temperatur;
- Bewegungskanal: Wahrnehmung über den Bewegungssinn;

– Beziehungskanal: Aufnahme von Information derart, als würde sie von einer anderen Person wahrgenommen oder als käme sie von jemand anderem;
– Weltkanal: Aufnahme von Information, als finde sie in der ganzen Welt statt oder würde von der ganzen Welt wahrgenommen.

Körper: siehe *Kanal, Mythischer Körper, Opferkörper, Realer Körper, Traumkörper.*

Koma: ein Zustand höchster Unempfindlichkeit auf äußere Reize, aus dem das Individuum nur schwer herausgeholt werden kann. Er ist verbunden mit psychischen Problemen, organischen Hirnschäden oder schweren Stoffwechselstörungen, wie z. B. Unterzuckerung oder Sauerstoffmangel. Die Dauer eines Komas ist abhängig von Ausmaß und Schwere des Krankheitsprozesses, der Fähigkeit der Helfer, prozeßorientiert mit den Inhalten zu arbeiten, und der Psychologie des Individuums (siehe auch *Trance*).

Koma vigile: vegetativer Dauerzustand, in dem ein Auge oder beide Augen geöffnet sind (siehe auch *Vegetativer Dauerzustand*).

Mythischer Körper: der überpersönliche Traumkörper; ein Körpergefühl, das sich normalerweise jenseits unserer Wahrnehmungsschwelle befindet. Die ihm zugehörigen Bilder und Geschichten haben mit unserem alltäglichen Leben kaum etwas zu tun, sind jedoch meistens mit persönlichen Mythen verbunden (siehe auch *Persönlicher Mythos, Traumkörper*).

Nachtodliches Leben: die Vorstellung eines Bewußtseins, das nach dem Ende des physischen Lebens weiterbesteht.

Nichtlokalität: Vorstellung der modernen Physik, in der die Welt sich verhält, als sei sie ohne Raum, da bestimmte Signale sich schneller bewegen als die Lichtgeschwindigkeit.

Opferkörper: Erfahrung des primären Prozesses, das Opfer von Symptomen und Krankheiten der sekundären Prozesse zu sein, d. h. von Prozessen, die sich außerhalb unserer Identität ereignen (siehe auch *Prozeß, Sekundärer Prozeß*).

Persönlicher Mythos: Die Allgemeingültigkeit eines Traumes oder einer Erinnerung aus der Kindheit, die zum organisierenden Faktor der Gestaltung des Lebensstils, chronischer Symptome und allgemeiner Probleme werden. Sie können auch die letzten Erfahrungen am Ende des Lebens gestalten.

Primärer Prozeß: alles, was mit unserer persönlichen Identität verbunden ist.

Prozeß: der Bewegungsfluß von Signalen in Kanälen im aktuellen Bereich kurzer Zeitabschnitte sowie die sich ändernden Erfahrungen unserer Identität während des gesamten Lebens (siehe auch *Primärer Prozeß, Sekundärer Prozeß, Kanal, Signal*).

Prozessieren: das Arbeiten mit oder das Sich-Entfalten-Lassen von Signalen oder kleinen Einheiten und Teilen von Information (siehe auch *Signal*).
Realer Körper: der Körper, mit dem wir uns identifizieren. Die Erfahrung, ein Opfer zu sein, Schmerzen zu haben oder derjenige zu sein, dem Dinge von außerhalb zustoßen.
Sekundärer Prozeß: Erfahrungen, die wir als nicht zu unserer persönlichen Identität gehörend empfinden. Wir nehmen sie in passiver Weise oder als Emotionen und Erfahrungen wahr, mit denen wir uns nur sehr schwer identifizieren können, wie z. B. Wut, Angst, Macht oder Numinosität.
Signale: kleine Einheiten und Teile von Information.
Tod: eine relativistische Bezeichnung, die auf der Betrachtung des realen Körpers beruht. Sie bezieht sich auf die Vernichtung unserer gegenwärtigen Persönlichkeit (siehe auch *Realer Körper*).
Trance: jede Veränderung des Schwerpunkts unserer alltäglichen Aufmerksamkeit, die in vier Stadien unterteilt wird. In einer Vierteltrance ist unsere Reaktionsfähigkeit leicht verzögert und unbezogen. In einer halben Trance ist unsere Reaktion stark verzögert oder dem Reiz nicht angepaßt. Dennoch haben wir noch immer das Gefühl der Verbindung zum anderen. In einer Dreivierteltrance oder im Halbkoma bewegt man sich zwischen teilweise bewußter Wahrnehmungsfähigkeit und offensichtlicher und ausgeprägter Unempfindlichkeit hin und her. Menschen, die aus einem Koma herauskommen, gehen durch diesen Zustand hindurch. Diejenigen in einer vollständigen Trance oder einem Koma befinden sich in einem Zustand tiefer Bewußtlosigkeit, ohne Reaktion auf verbale oder körperliche Reize, die der inneren Erfahrung des Patienten nicht angemessen sind (siehe auch *Koma*).
Traumkörper: Beschreibung einer Körpererfahrung, die dann eintritt, wenn wir innere Bilder mit Körperempfindungen und Symptomen in Verbindung bringen.
Unbewußtes: in diesem Zustand sind wir mit der Wahrnehmung identifiziert, d. h., wir sind unfähig, uns unserer Wahrnehmung bewußt zu werden, sie zu bemerken oder ihnen zu folgen.
Unmittelbarer Zugang: freier, offener Zugang zum Patienten, der in allen Kanälen möglich ist. Wir arbeiten mit dem Patienten, indem wir wahrnehmen, kommentieren und unterstützen, was er gerade tut, ohne irgendeinen bestimmten Inhalt vorauszusetzen. Auch unsere Bemerkungen sind ohne Inhalt, aber ermutigend, wie z. B. «Oh ja, genau so!» Man kann sich den unmittelbaren Zugang vorstellen wie eine leere Tafel, auf der im Verlauf der Arbeit der Inhalt erscheinen wird (siehe auch *Kanal*).
Vegetativer Dauerzustand: in diesem Zustand ist das Stammhirn, das primitive Zentrum, das Gehirn und Rückenmark miteinander verbindet, noch ganz oder größtenteils funktionsfähig, während andere Hirnregionen er-

heblich geschädigt sind. Ein Mensch in einem solchen Zustand kann stereotype Reflexe haben, kann atmen, schlafen und verdauen, wird aber als unfähig betrachtet, zu denken oder die Umgebung wahrzunehmen.
Vegetativer Zustand: nach Plum und Posner (Diagnosis of Stupor and Coma) ist dies «ein Zustand, der manchmal nach schweren Hirnverletzungen eintritt und eine Rückkehr zu Wachheit einschließt, die von einem offensichtlichen Ausfall kognitiver Funktionen begleitet ist. Eine verwendungsfähige Definition ist, daß sich die Augen auf verbale Reize hin spontan öffnen. Es existieren auch Schlaf-Wach-Rhythmen. Normale Blutdruckwerte und Atemkontrolle bleiben erhalten. Die Patienten zeigen weder irgendwelche diskreten motorischen Reaktionen, noch bieten sie verständliche Worte oder reagieren auf irgendwelche verbalen Vorschläge... In den meisten Fällen folgt der vegetative Zustand auf eine Periode von schlafähnlichem Koma.» Andere Bezeichnungen für diesen Zustand sind Koma vigile, apallisches Syndrom, cerebraler Tod, Rindentod und vollständige Demenz.
Veränderter Bewußtseinszustand: vorübergehender Wechsel der Aufmerksamkeit vom primären zum sekundären Prozeß. Dies kann willentlich oder auch spontan in Form eines Kanalwechsels geschehen (siehe auch *Kanal, Primärer Prozeß, Sekundärer Prozeß*).
Wahrnehmung: siehe *Kanal.*

Anmerkungen

[1] Hier benutze ich das Wort «Prozeß», um auf die psychologische Methode hinzuweisen, mit der man innere unbewußte Erfahrungen sich entfalten lassen kann, indem man verbalen und nonverbalen Zeichen folgt, die normalerweise jenseits der Bewußtseinsschwelle sind.
[2] Ich bin Ernesto Rossi von der Jungschen Zeitschrift «Psychologische Perspektiven» zu Dank verpflichtet für den Hinweis auf diese Bezeichnung. Er machte mich auch mit der Arbeit Milton Ericksons und dessen Beachtung winziger Signale bekannt. Diese Signale nannte Erickson «winzige Zeichen».
[3] Vgl. meine früheren Bücher, die ebenfalls aus meinen Erfahrungen mit der Prozeßarbeit stammen. «Dreambody» (1982/dt. 1985) zeigt, wie Träume und visuelle Archetypen mit Körpererfahrungen verbunden sind. «Der Leib und die Träume» (1987) zeigt Prozeßarbeit in der Praxis anhand von Fallbeispielen. «Rivers Way» (1985) untersucht die Geschichte und den philosophischen Hintergrund der prozeßorientierten Psychologie. «The Dreambody in Relationships» (1987) zeigt, wie man mit Beziehungsproble-

men prozeßorientiert arbeiten kann. «City Shadows» (1988) kann das Verständnis für die Entstehung komatöser Zustände vertiefen. In «Inner Dreambodywork» (1989) werden viele der hier erwähnten Vorgehensweisen der inneren Arbeit besprochen.

[4] Um einen umfassenderen Überblick über die psychologische Arbeit mit Symptomen zu bekommen, vgl. Mindell, Der Leib und die Träume.

[5] Die Kommunikation mit Patienten im Koma und die Arbeit mit Schmerzen wird ausführlicher in den Kapiteln «Arbeit mit Menschen im Koma» und «Koma und schamanistische Erfahrungen» beschrieben.

[6] Dies wurde auch von anderen bestätigt. Siehe insbesondere Raymond Moody, Leben nach dem Tod.

[7] Traumkörper ist eine andere Bezeichnung für prozeßorientierte Psychologie. Sie bezieht sich auf die Vorstellung, daß Phantasien und Träume auch Visualisierungen von Körpererfahrungen sind. Zur weiterführenden Behandlung dieses Themas vgl. Mindell, Dreambody, Der Leib und die Träume, und Rivers Way.

[8] Für eine umfassendere Beschreibung des Hintergrundes und der Philosophie der prozessorientierten Psychologie vgl. Mindell, Rivers Way.

[9] Für eine weiterführende Information über komatöse Zustände vgl. Mindell, City Shadows, oder ein Lehrbuch der Neurologie oder Psychiatrie.

[10] Als Leitfaden zu Diagnose und Therapie komatöser Zustände vgl. Plum und Posner, Diagnosis of Stupor and Coma.

[11] Als Übersicht über veränderte Bewußtseinszustände vgl. Weinhold Altered States: An Explorer's Guide to Inner Space.

[12] Zu «Hirntod» und «Vegetativer Dauerzustand» vgl. «Erläuterungen».

[13] Vgl. Mindell, Der Leib und die Träume.

[14] Vgl. Mindell, The Dreambody in Relationships.

[15] Ich bin Carl Mindell sehr dankbar dafür, daß er mich auf die Entsprechungen zu Don Juan hingewiesen hat.

[16] Vgl. Mindell, Dreambody.

[17] Raymond Moody, Leben nach dem Tod, S. 47.

[18] Ebenda, S. 46.

[19] Michael Sabom, Erinnerungen an den Tod.

[20] Der mit der Jungschen Psychologie vertraute Leser könnte eine Entsprechung zwischen Traumkörper und mythischem Körper und Jungs persönlichem und kollektivem Unbewußten annehmen. Jungs Begriffe beziehen sich jedoch auf persönliche und archetypische Assoziationen, während das Konzept von Traumkörper und mythischem Körper sich auf die momentane Zugänglichkeit von Körpererfahrungen bezieht. So kann ein archetypisches Bild, wenn es bewußtseinsnah ist, ein Teil des Traumkörpers sein.

[21] Aminah Raheems unveröffentlichtes Manuskript «Process Oriented

Acupressure» und Fritz Smiths «Inner Bridges: Zero Balancing» können hier sehr nützlich sein.

[22] Für die Beschreibung der transkulturellen Phänomene, die hier und im folgenden erwähnt werden, bin ich Marie-Louise von Franz und ihrem Buch «Traum und Tod» zu Dank verpflichtet.

[23] Von Franz, Traum und Tod, S. 126.

[24] Ebenda, S. 128.

[25] Eine Familie aus Appenzell in der Schweiz, mit der ich früher einmal gearbeitet habe, klagte über einen Poltergeist, der jedesmal beim Abendessen mit den Fensterläden klapperte. Da mir die Familie sehr ruhig zu sein schien, schlug ich der Tochter vor, während des Essens auf den Tisch zu hauen und Spaß und Lärm zu machen. Sobald sich die ganze Familie daran beteiligte, war der Poltergeist verschwunden.

[26] C. G. Jung, Erinnerungen, Träume, Gedanken, S. 326.

[27] Kathleen Stein, Last Rights, S. 59.

[28] Ebenda.

[29] Plum und Posner, Diagnosis of Stupor and Coma, S. 325.

[30] Ebenda, S. 7.

[31] Der Hirnstamm hat die Kontrolle über die autonomen vegetativen Funktionen.

[32] Stein, S. 59.

[33] Ebenda.

[34] Ebenda.

Literaturverzeichnis

Birkhäuser, Peter: Light from the Darkness/Licht aus dem Dunkel. Die Malerei von Peter Birkhäuser. Basel: Birkhäuser Verlag 1980.

Campbell, Joseph: Die Kraft der Mythen. Bilder der Seele im Leben des Menschen. München (Zürich): Artemis 1989.

Castaneda, Carlos: Der zweite Ring der Kraft. Frankfurt: Fischer 1986 (engl. 1972).

– Reise nach Ixtlan. Frankfurt: Fischer 1986 (engl. 1973).

Cavendish, Richard, ed.: Mythology: An illustrated Encyclopedia. London: Orbis 1980.

Clifford, Terry: Tibetische Heilkunst. Bern (München): Scherz 1986 (engl. 1984).

Franz, Marie-Louise von: Zahl und Zeit. Frankfurt: Suhrkamp 1980.

– Traum und Tod. München: Kösel 1984.

Fremantle, Francesca, und Chögyam Trungpa: Das Totenbuch der Tibeter. Köln: Diederichs 1977 (engl. 1975).

Grey, Margot: Return from Death: An Exploration of the Near-Death-Experience. London: Arkana 1986.
Grimm, Brüder: «Der Geist im Glas». Aus: Kinder- und Hausmärchen. München: Winkler 1987.
Grof, Stanislav, und Christina Grof: Jenseits des Todes. An den Toren des Bewußtseins. München: Kösel 1986 (engl. 1980).
– *und Joan Halifax:* Die Begegnung mit dem Tod. Stuttgart: Klett-Cotta 1980 (engl. 1978).
Holck, Frederick H., ed.: Death and Eastern Thought: Understanding Death in Eastern Religions and Philosophies. Nashville: Abingdon Press 1974.
Houston, Jean: Der mögliche Mensch. Reinbek: Rowohlt 1987 (engl. 1982).
Jung, C. G.: Erinnerungen, Träume, Gedanken. Aufgezeichnet und herausgegeben von Aniela Jaffé. Olten: Walter 1971 (engl. 1961).
Kaplan, Amy: The Hidden Dance. Master's Thesis, Antioch University, Yellow Springs, Ohio 1986.
Kübler-Ross, Elisabeth: Was können wir noch tun? Antworten auf Fragen nach Sterben und Tod. Stuttgart: Kreuz 1974 (engl. 1974).
– Reif werden zum Tode. Stuttgart: Kreuz 1975 (engl. 1975).
– Interviews mit Sterbenden. Stuttgart: Kreuz 1971 (engl. 1976).
– Leben bis wir Abschied nehmen. Stuttgart: Kreuz 1979 (engl. 1978).
– Verstehen, was Sterbende sagen wollen. Stuttgart: Kreuz 1982 (engl. 1981).
Levine, Stephen: Meetings at the Edge. Conversations with the Grieving and the Dying, the Healing and the Healed. New York: Anchor Books 1984.
– Who Dies: An Investigation of Conscious Living and Dying. New York: Doubleday 1982.
Little, Deborah W.: Home Care for the Dying. New York: Doubleday 1985.
Ludwig, A.: Altered States of Consciousness. In: Altered States of Consciousness, edited by Charles Tart. New York: Wiley 1969.
Mindell, Arnold: The Dreambody (deutsch). Fellbach: Bonz 1985 (engl. 1982).
– Der Leib und die Träume. Paderborn: Junfermann 1987 (engl. 1984).
– Rivers Way. London: Routledge and Kegan Paul 1985; London und New York: Penguin Arkana 1988.
– The Dreambody in Relationships. London: Routledge and Kegan Paul 1987; London and New York: Penguin Arkana 1988.
– Prozeßorientierte Therapie für die Psychiatrie. Eine Herausforderung. Paderborn: Jufermann 1989 (engl. 1988).

– The Year 1: Global Process Work with Planetary Myths and Structures. London und New York: Penguin Arkana 1989.
– Working on Yourself Alone: Inner Dreambodywork. London und New York: Penguin Arkana 1989.
– Coma: Key to Awakening. Boston, Ma.: Shambala Publications 1989.
Monroe, Robert: Der Mann mit den zwei Leben. Reisen außerhalb des Körpers. München: Droemer Knaur 1986 (engl. 1977).
Moody, Raymond: Leben nach dem Tod. Reinbek: Rowohlt 1977 (engl. 1976).
Mullin, Glenn: Die Schwelle zum Tod. Sterben, Tod und Leben nach tibetischem Glauben. Köln: Diederichs 1987 (engl. 1986).
Peat, David: Synchronicity: The Bridge between Matter and Mind. New York: Bantam Books 1987.
Plum, Fred, and Jerome B. Posner: The Diagnosis of Stupor and Coma. 3rd ed. Philadelphia: F.A. Davis 1982.
Poeck, K.: Lehrbuch der Neurologie. Berlin: Springer, 5. Aufl. 1978.
Raheem, Aminah: Process Oriented Acupressure. Unpublished Manuscript. Zürich, May 1986.
Ring, Kenneth: Den Tod erfahren – das Leben gewinnen. Bern (München): Scherz 1985 (engl. 1984).
Sabom, Michael: Erinnerung an den Tod. Eine medizinische Untersuchung. München: Goldmann 1982 (engl. 1982).
– The Near-Death Experience: A Medical Perspective. New York: Lippingcott 1982.
Smith, Fritz: Inner Bridges: Zero Balancing. Atlanta: Humanics New Age 1986.
Stein, Kathleen: Last Rights. Omni, September 1987, p. 59.
Stoddard, Sandol: Die Hospiz-Bewegung. Freiburg: Lambertus 1987 (engl. 1978).
Tart, Charles: Altered States of Consciousness. New York: Wiley 1969.
Tatelbaum, Judy: The Courage to Grieve. New York: Harper and Row 1980.
Weinhold, Barry: Altered States. An Explorer's Guide to Inner Space. Denver: Love Publishing 1987.
Zaleski, Carol: Otherworld Journeys: Accounts of Near-Death Experience in Medieval and Modern Times. New York: Oxford University Press 1987.
Zenoff, Nancy: The Mother's Experience after the sudden Death of a Child. Ph. D. Diss., Institute of Transpersonal Psychology, Menlo Park, Calif. 1986.

Bildnachweis

Als Vorlage für die Umschlagzeichnung sowie für die Abbildungen auf den Seiten 106 und 107 konnten mit freundlicher Genehmigung des Verlages die folgenden Bilder von Peter Birkhäuser verwendet werden: «Anima mit Lichtkrone» (Bild 18), «Der reale und der Traumkörper. In der Nacht vom 13. Oktober 1942» (Bild 27) sowie «Realer Körper und Traumkörper bei plötzlichem Tod. Der 24. März 1971» (Bild 24). Die Originale sind enthalten in Peter Birkhäuser, Licht aus dem Dunkel, Basel: Birkhäuser Verlag 1980